JN005793

口臭を気にする女、気にしない男

櫻井 直樹 著

監修
本田 俊一
宮澤 賢史

口臭専門外来
歯科医師が教える
口臭と
サヨナラする
本

英智舎

まえがき　口臭は人生最大の問題!?

※ 驚くほど多くの人が口臭で悩んでいる

私が開業して間もないころ、診療で「口を開いてください」と言うと「ごめんなさい。口臭いますでしょう？」といつもおっしゃる患者さんがいました。「全然臭わないですよ」と言っても取り合ってもらえませんでした。その方は予約より毎回30分ほど早く来て、ずっとブラッシングコーナーで歯ブラシをしています。

ですからお口の中はピカピカ。これほど気を付けているにもかかわらずなぜこんなに悩まれているのか、分かりませんでした。当然、不安を改善するための処置やアドバイスができなかったのです。

今も昔もお口の臭い（＝口臭）の最大の原因は歯周病であり、病気がなければ処置しようがありません。歯科の教科書にも当然載っていません。なぜなら口臭は症状であり根本原因ではないからです。

これが、歯科や耳鼻科に行っても「気にし過ぎですよ」と言われてしまう理由です。

何とかしたいという思いから、ネットで調べているうちに、口臭についてのセミナーの告知を見つけました。それが口臭治療の第一人者である本田俊一先生のセミナーでした。「口臭を止めることなんて簡単にできる」とおっしゃった言葉が衝撃的で、今も脳裏に焼き付いています。「ほんだ歯科」で本田先生直々に研修をしていただき、「口臭外来（口臭を専門に扱う外来）」を立ち上げました。ですが、うまく指導できて、改善する人ばかりではなかったのです。

なぜなら、悩んで口臭外来に来る人のほとんどは虫歯も歯周病もなく、ブラッシングが完璧にできている人でした。そして不安が強く、うつ傾向にあるため、私の説明を聞くことすら難しい人が多いからです。

口臭治療では認知行動療法がベースにあるため、心理学部のある大学に編入したり、ＮＬＰ（「脳と心の取り扱い説明書」：日本ＮＬＰ協会）、キャリアコンサルタントなども勉強しましたが、それでも完全解決とはいきませんでいた。

そんな時、分子栄養学のセミナーを知り、食事、特に栄養素の働きの重要性を理解することで指導方法が変わり、改善率がぐんと上がったのです。

一見、口臭と栄養素は関係が薄いように思われますが、健康のバロメーターとして口臭が昔から使われてきたことを考えれば、当たり前のことかもしれません。

この本を読んでもらえれば、口臭を止めるために必要な知識と行動が分かります。あとはやるかやらないかだけなのです。


口臭は非常に難しく、デリケートな問題です。よほど親しくない限り、他人はなかなか口臭を指摘してくれません。しかし、それとなく態度で示されたりすると……これはかなりショックです。

「自分との距離を空けられる」「顔をそむけられる」「話をしている時にイヤな顔をされる」……このようなきっかけから口臭が気になり始めたら、毎日がとてもつらいものになってしまうでしょう。

実は、驚くほど多くの日本人が、この口臭の悩みを抱えています。男女1万人を対象にした日本歯科医師会のアンケート（２０１６年）によれば、自分の口臭が気になった経験が「ある」と答えた人は全体の８割にもなります。

このアンケートに寄せられた「口の臭いが原因のトラブル経験」をご紹介しましょう。実に切実なものばかりで、口臭について深刻に悩んでいる方がとても多いことが分かります。

「あまり喋りたくなくなった（女性・19歳）」
「つい顔を伏せがちになってしまう（女性・43歳）」
「ずっと好きだった恋人に口臭が原因でフラれた（男性・35歳）」
「キスを拒まれた（女性・25歳）」

私のクリニックの患者さんにも、「口臭が気になって電車に乗れなくなり、会社に行けなくなった」「タクシーに同乗した同僚が無言で窓を開けたことがトラウマとなり、タクシーに乗れなくなった」という方がいました。これらのエピソードから、口臭は人生における非常に大きな障害になっていることが分かります。

※ アラフォー世代の女性が最も口臭を気にしている

先ほどの日本歯科医師会のアンケートを見ると、口臭を気にするのは男性よりも女性の方が多いという結果になっています。なかでも、30〜40代の女性では90パーセント近くの人が、自分の口臭が気になった経験があると答えています。

ちなみに、男性で口臭が気になった経験があると答えた人の割合は、ほぼすべての世代で女性を下回っています。いわば、「口臭を気にする女、気にしない男」と言えるでしょう。

口臭を最も気にしているのは30〜40代の女性ということになります。ですから、この本はそんなオトナ女子に向けて、口臭を消す方法を分かりやすくお伝えするために書きました。

また、人と近距離で接するお仕事をされている方にも本書はお勧めです。私は「口臭外来」を持つ歯科医師で、日々口臭に悩む方のご相談に乗っているのですが、その経験でも、病院の看護師さんやリハビリのサポートをする理学療法士さんから、よく口臭の悩みを相談されます。これらのお仕事は、患者さんを抱きかかえるなど、相手に顔を近づける機会が多いため、自然と口臭が気になってしまうのでしょう。

※口臭は解決できる！

このように多くの人が悩んでいる口臭ですが、正しい対処方法が広く知られているとは言えません。スマホで「口臭　対策」などと検索すると、専門家から見ればかなり疑問を感じる記事がたくさんヒットします。実践したら、かえって口臭が悪化しそうなものまであるのは本当に困ったものです。

私は歯科医師として、10年以上にわたり口臭外来で、延べ1000人以上の患者さんを診察してきました。その結果、口臭の悩みを解決できる人とできない人の違いは、「正しい知識を知っているか・知らないか」「その知識に基づいた行動をしているか・していないか」の2つだけだと感じています。

つまり、口臭は正しい知識を身に付け、その知識を実行すれば、誰でも消すことができるのです。本書で口臭についての正しい知識をお伝えしていきますので、ぜひ実践してみてください。

なお、口臭について深刻に悩まれている方は、「ほんだ式口臭治療提携クリニック（Excellent Breath Alliance Clinics：略称ＥＢＡＣ。旧称：ほんだ歯科クリニックの会）」か口臭外来のある歯科医院の受診を検討してみてください。冒頭の日本歯科医師会のアンケートによれば、口臭が気になると言って歯科医院を受診する方は1割以下です。口臭は、口臭外来のある歯科医師に相談する、というのも大切な知識の一つです。

この本を読むことで、一人でも多くの方が口臭の悩みから解放され、思い通りの人生を送られることを心から願っています。

櫻井直樹

目次

第2章 姿勢を見れば口臭の重症度が分かる？

第3章 朝ご飯は「食べない」のではなく「食べられない」？

第4章 腸が漏れることで口臭は出やすくなる

第5章 ストレスに弱くなるカフェイン

第6章　食いしばりが口臭を増やす

第7章　夜、眠れていますか？　睡眠不足が口臭を強くする

※本書を執筆するにあたって参考にした文献は次のURLに章ごとにまとめて掲載しています。
https://www.f-sakura.jp/references.html

第1章

あなたは大丈夫？
間違いやすい口臭ケア

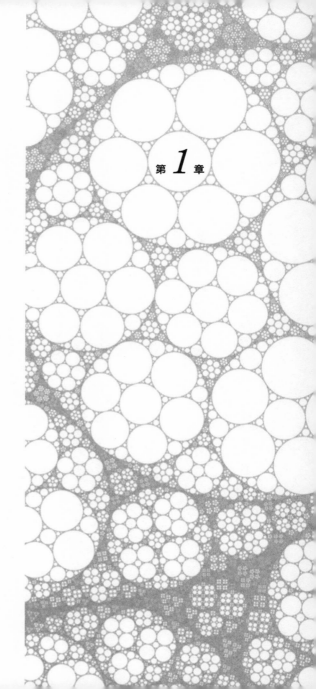

一般歯科で口臭を相談してもムダ？

口臭で悩んだ時、「どこに相談していいか分からない」という人は意外に多いのではないでしょうか？　医療の世界における診療科がどのように分かれているのか、一般の人は知らないからです。

特に口臭を治したい場合に当てはまるのは、歯科・耳鼻科・内科といったところが妥当でしょう。なぜなら耳鼻科領域では、上咽頭炎（鼻と喉の間の炎症）や副鼻腔炎（鼻の奥にある空洞部分の炎症）が、歯科領域では、虫歯や歯周病が、内科領域では内分泌疾患（身体の機能を調整するホルモンの異常など）が口臭を引き起こすからです。

ですが、一番の問題はそこではありません。口臭は症状、つまり「現象」であるために、原因を特定するのが非常に難しいことです。

さらに、原因を除去しても口臭が止まるとは限りません。病気が成り立つ過程や原因を突き止め、除去したところで、それと病気が治ることとは別だからです。

例えば、胃がんの原因はだいたいピロリ菌ですが、除菌しても胃がんは治りません（肺がんの原因はだいたいタバコですが、タバコをやめても肺がんは治らないですよね？）。

いわゆる医療技術が得意な「治療」とは、変性してしまった部分を除去して再生を促す、もしくは再建することです。しかし、口臭の原因となっている悪玉菌を除去したところで、歯周病などの疾患を治さなければ口臭を止めることにはつながりません。

さらに、歯周病などの疾患がなかった場合、口臭を止める手立てはなくなります。医師・歯科医師は病気を治すプロであり、原因となる疾患（病気や怪我）がなければ、「治療」しようがないからです。

これが、一般の医師や歯科医師では口臭が治せない理由です。原因も疾患も分からず、他覚症状（周りの人が気づく症状）もない状態で、主訴（本人だけが訴える症状）だけでは手の出しようがないのです。

同時に、口臭で悩む人が、「気にし過ぎ」と言われてしまう理由でもあります。

口臭の悩みを解決するために必要なのは、口内の殺菌でも原因となる病気を探すことでもありません。ただ生理機能を上げて、消臭するだけで良いのです。

治療と予防は別ルート

私のクリニックの口臭外来には、かかりつけの歯科医院はもちろん、耳鼻科や内科、大学病院など、さまざまな病院を受診されてきた患者さんもいらっしゃいます。つまり、それらの医療機関では口臭を解決できなかったわけです。

その理由は、口臭対策で必要なのは予防であり、治療ではないからです。多くの歯科医院や病院は、治療を行うところです。虫歯や歯周病など、病気や怪我の進行を止め、治すことが専門です。

そもそも口臭は症状であり、病気ではありません。原因は別にあります。そしてその原因は大きく分けると、病的要因と生理的要因の2つです。

病的要因であれば、口臭の原因となる病気が存在します。それを治療し、治癒することで、症状である口臭も消えるというわけです。

しかし、その病気が存在しない場合は生理的要因となるため、医師や歯科医師には打つ手がないのです。口臭外来を訪れる患者さんのほとんどは、虫歯や歯周病ではありません。なぜなら、かかりつけの歯科医院でさんざん歯のクリーニングをしてもらっても効果がなく、口臭が気になると訴えても「気のせいです」と言われ、行き場をなくした末に訪れているからです。

そんな方たちをお迎えする口臭外来は、プライバシーに配慮した個室か半個室が望ましいでしょう。またカウンセリングを行う個室も必要です。例えるなら、心療内科のようなイメージです。そして、口臭を消すために必要なのは、口内殺菌のような治療ではなく、静菌（口腔内細菌叢《そう》＝口の中に存在するさまざまな菌の集団のバランスを整えること）を軸とした、口臭が出ないようにする予防です。

口臭の原因を取り除く取り組みとは、例えば食事の内容を変えたり、早寝早起きを心がけること。太陽の光を浴び、適度な運動をし、ストレスを溜めないなど、生活習慣の改善です。いわば医師ではなく、患者さんの仕事とも言えるでしょう。

一般の歯科医院では、口臭を訴えると口内の殺菌を行います。しかし、口内の菌を殺してしまうと、そのうち殺菌剤が効かないスーパー細菌（耐性菌）が出てきてしまいます。その結果、さらにひどい口臭につながってしまうこともあります。

予防で行われるのは殺菌ではなく、細菌を暴れさせず、静かにさせる「静菌」です。酸素を供給して嫌気性菌の働きを抑制する静菌剤が口臭予防には良いのです。

治療とは強力な薬を使ったり、身体の一部を切ったりする小さな暴力であり、必ず副作用があります。つまり、身体にダメージがあるのが前提です。

しかし、予防は身体を整えるということですから、身体にダメージはなく安全です。つまり口臭対策で必要なのは、口臭が出ないようにする予防なのです。

舌は磨いてはいけない

一般的な歯科医院で口臭を相談した場合、虫歯や歯肉病のような口臭の原因となる異常があればその治療が行われます。しかし、そのような異常がない場合、たいていは歯のブラッシング指導と舌磨き指導が行われます。

実は、舌磨きはほとんど口臭を消す役には立ちません。ましてや、私の患者さんに時折り見かける「歯磨き剤をつけて舌磨き」をするのは、口臭ケアとして最悪です。

なぜなら、歯磨き剤は細胞膜を破壊し、炎症を起こしてしまうからです。そんなもので舌をゴシゴシ磨けば、文字通り舌の細胞はボロボロになってしまいます。

舌が炎症を起こせば、熱を持って乾燥し、より強い口臭が出てしまうのです。

その一方で「口臭の原因の90パーセントは舌苔《ぜったい》である」とも言われています。

そのように言われる理由は、次のようなものです。ちょっと専門的になりますが、少々お付き合いください。

口臭の成分を調査した研究で、不快臭のある口臭にはメチルメルカプタンと酪酸が高濃度で存在していた、という報告があります。

そのメチルメルカプタンはＰｇ菌やフゾバクテリウム、スピロヘータなどの歯周病菌や舌苔常在菌の１つであるベイロネラ菌が高い産生能力を持っていることことが分かっています。

また、メチルメルカプタンの濃度をメチオニン賦活法によって検出できるようにし、口内の各部位を清掃して測定したところ、次のように濃度が減少しました。

水でうがいをする　44・３パーセント減少
歯面のみを清掃する　71・８パーセント減少
歯ブラシで丁寧にブラッシングする　73・５パーセント減少
舌磨きをする　88・８パーセント減少

つまり、舌磨きが最もメチルメルカプタンの濃度を下げていたのです。これらの結果から、やはり主な口臭の原因は舌苔にあると言えるでしょう。

ただ、ここで間違っていけないのは舌磨きが口臭を下げるからと言って、舌磨きが口臭予防に有効であることにはならないということです。

「え？　一体どういうこと？」と思いますよね。

前述した通り、舌は筋肉であり表面は乳頭と呼ばれる突起で覆《おお》われているため、痛みを感じにくい部分であるにもかかわらず、傷つきやすく繊細な部分です。そのため、私たちのような専門家が舌磨きを推奨すると、血が出るまで舌を磨いてしまう人が出るのです。

実際に口臭外来る患者さんの多くは、「紅舌」と呼ばれる真っ赤な舌をしていることが多いです。舌磨きを推奨している歯科医師が強力な口臭を放っていたとか、舌磨きを頑張って口臭を下げたのに、次の日に測定したらもっと強力な口臭になっていた……なんてこともよく聞きます。

舌磨きで炎症が起こり、舌が熱を持ってしまい、舌磨きによって、出さなくてもよい口臭を出す結果となったのです。

何度も言いますが、肉体にダメージを与えてでもメリットを得ようとするのは「治療」です。それは、病気があるときにだけ許される医療行為です。口臭は「予防」するものですから、考え方は真逆なのです。

舌はゴシゴシと磨くのではなく、そっと拭う程度にしましょう。口臭を止める主役は、あくまでも唾液であることを忘れないでくださいね。

歯磨き剤はオーガニックを使おう

実は、歯磨き剤を使って歯磨きをするのは、予防の観点からするとお勧めできません。ほとんどの歯磨き剤には、「ラウリル硫酸ナトリウム」という洗剤成分が入っています。これは合成界面活性剤で、水と油をくっつける働きをしています。つまり、油が水に溶けるようにすることで、油汚れを落とすのです。

「食器や洗濯物の油汚れを落とすための成分」と言えば分かりやすいでしょう。

この合成界面活性剤は、殺菌の原理の一つとも言われています。細菌類の細胞膜は油でできているので、合成界面活性剤が細菌の細胞膜を破壊し、菌を殺しているのです。

しかし、この合成界面活性剤が入った歯磨き剤で歯を磨くとどうなるでしょうか？

私たちの身体は、皮膚細胞に関わらず細胞膜は、分子量が５００以上の大きな物質は通さない特性があります。それが異物の侵入を防ぐバリア機能にもつながっているのです。しかし、歯磨き剤に含まれている化学物質であるプロピレングリコール（分子量76・1）やラウリル酸Na（分子量２８８・４）は分子量が非常に小さいため、粘膜の深くまで浸透しやすいと言えます。

なお、プロピレングリコールは溶解補助剤で、水にも油にも溶ける性質から薬用成分を経皮吸収させるトランスポーターとして使われ、多くの歯磨き剤やマウスウォッシュに入っている化学物質です。

また、細胞膜の主要成分は、リン脂質をはじめとする脂質で作られています。

そのため、親水性の化学物質は拒絶できますが、脂溶性の化学物質は受け入れてしまうのです。脂溶性物質と細胞膜を形成する脂肪が融合した状態になると、細胞膜は破壊され、有害化学物質を容易に体内に浸透させてしまいます。

端的に言えば、分子量が小さく脂溶性の化学物質は、粘膜の深くまで浸透し粘膜を荒らしやすいということです。

化学物質を多く含む歯磨き剤は、口の粘膜に炎症を起こし口の中を荒れさせてしまうのです。そのため、粘膜組織が滑落して、タンパク質のカスとして舌の上に溜まり、それが分解される際にガスが発生します。これが口臭となるのです。

こういう話をすると、「マウスウォッシュはどうですか?」と言われます。溶解補助剤として使用されるプロピレングリコールは、水にも油にも溶ける性質から、薬用成分を経皮吸収させるトランスポーターとして使われます。

マウスウォッシュは抗菌除菌作用がありますが、本来の口腔常在菌まで殺してしまいますし、マウスウォッシュにはプロピレングリコールや香料、アルコールなどたくさんの化学物質が含まれています。

ですから、私は患者さんに歯磨き剤は使わずオーガニックの歯磨き剤を、マウスウォッシュなら、静菌的で消臭効果の高いプロフレッシュオーラルリンスやセラブレスをお勧めしています。

コーヒーよりお茶を飲もう

朝、コーヒーを飲まないと目が覚めないという人も多いのではないでしょうか？

例えば、当院を受診された口臭外来患者さんの統計によると、およそ2割の人が朝からコーヒーを飲んでいます。

コーヒーにはカフェインが入っており、交感神経が優位になるために、目覚めの効果が認められます。また、適量のコーヒーには2型糖尿病のリスクを下げたり、体脂肪の減少や、肝がんや子宮がんなどのがん発症リスクの軽減などさまざまな効能が謳われています。

しかし、口臭においては、コーヒーを飲むことが悪い方向に働くようです。コーヒーを飲ませて口臭測定を行ったある実験では、コーヒーを飲んだ直後はコーヒーの香味を感知したものの、2時間ほどで「ゆで卵のような臭気」に変化したそうです。

コーヒーは口の中を酸性にする作用があり、粒子が細かいため舌粘膜に張り付きやすい特性があります。しかも、酸性が持続することで口腔内細菌叢（口の中に存在するさまざまな菌の集団）のバランスが崩れ、口臭として認知されるのではないかと考えられます。

また詳しくは第5章で述べますが、カフェインは交感神経を優位にするため、唾液が減ります。唾液は口臭を抑えるフタのような働きをしており、その力が弱くなってしまうことが口臭を引き起こすことにつながります（データを見ると、むしろこちらの可能性の方が高いのではないかと私は考えています）。

ですから、コーヒーを飲んだ時は口臭ケアを忘れないようにしてください。できれば、口臭が気になる人はコーヒーではなく紅茶、さらに紅茶より緑茶の方が、カテキンなどによる口臭抑制効果が期待できます。

ブラッシングのタイミング

口臭を消すのにベストな歯磨き（ブラッシング）のタイミングは、「朝起きてすぐ」と「夜寝る前」の1日2回です。毎食後、すぐに歯磨き粉を使ってゴシゴシと歯磨きをするのは、逆に歯ぐきを傷つけて出血させてしまい、口臭の原因にもなるので避けてください。

ポイントは、最も口の中で細菌が増殖するタイミングにブラッシングをすることです。実は、食後は唾液が十分に分泌されているので、口内の細菌は最も少ない状態になっています。

一方、「朝起きてすぐ」と「夜寝る前」は、最も唾液の分泌量が少なく、口内に細菌が繁殖しているのです。口臭が気になる方は、そのタイミングを狙っ

1

てブラッシングをしてみてくださいね。

ちなみにブラッシングの効果は、歯ブラシによる物理的なものであり、市販の歯磨き剤にはほとんど効果はありません。むしろ歯磨き剤は害になることが多いので、何も付けずにブラッシングすることをお勧めします。

スメルマネージメント

ハラスメントは数多くあれど、指摘しづらいハラスメントの一つとして、「スメルハラスメント（スメハラ）」が挙げられます。ハラスメントとは「人を困らせること。いやがらせ」を言ったりしたりすることだとか。ただ、スメハラの種類は一つではありません。口臭のイメージが先行しがちですが、「体臭」「タバコ」「香水や柔軟剤の香り」など多くの対象があります。

2014年に、化粧品メーカーのマンダムが行ったインターネット調査では、

「職場の身だしなみで指摘しにくいことは?」という問いに対して、「1位　ニオイ（体臭）」「2位　口臭」「3位　鼻毛」だったそうです。

このように体臭、口臭はとてもセンシティブな問題です。本人にとっては深い悩みであり、誰かに容易に相談できないからです。自分の口臭・体臭に気づかず、知らないうちにハラスメント扱いされることもあるでしょう。

そのため、日頃から体臭や口臭をコントロールすること（スメルマネージメント）が大切になります。つまり、臭いが出る前に予防しておくことです。

臭いの原因には、「外因性」と「内因性」があります。外因性とは、気温や臭いのきつい食べ物、服にタバコや焼き肉の煙が付くことなどです。一方、内因性とは、消化器や内分泌系、自律神経系のバランスが崩れている時に起きるものです。

臭いの予防は、普段の生活習慣や食生活が大きく影響しています。外因性は臭い成分を洗い流すこと。内因性は生活習慣や食生活の見直しが、地味ですが効果を上げます。

体臭は好みがありますが、口臭だけは誰もが嫌うという違いがありますので、臭い対策は口臭が一番重要かもしれませんね。

唾液が持つすごいパワー

あなたが悩んでいる臭いは、口から出ているのか、それとも呼吸している息からなのか。つまり、臭いの源は口なのか、もっと奥にあるのかを考えてみましょう。口から臭いが出ている場合、それが虫歯や歯周病などの病的口臭ではない限り、原因は口が乾燥していること。言い換えれば、唾液の働きが弱まっていることが原因です。

私のクリニックの口臭外来でも、口臭を訴える患者さんの多くの口の中はカラカラです。

それは、普段から心身にストレスがかかっていることを物語っています。「口臭がしているのではないか？」という不安を常に感じ、緊張状態であるた

図1－1　唾液が持つすごいパワー

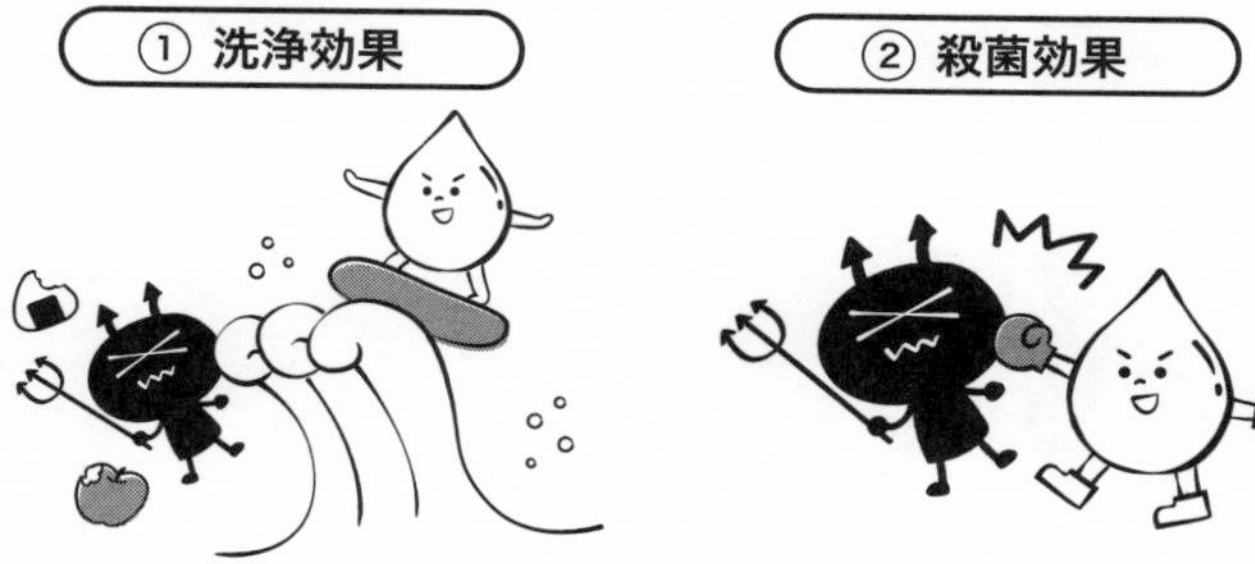

①口の中の悪玉菌（口臭の原因と雑菌）や食べカスを洗い流してくれる。

②口の中の悪玉菌を破壊してくれる。

著者作成

めに唾液が出なくなり、口の中がカラカラになってくるのです。

口臭は口の中に存在する細菌叢（善玉菌、日和見菌、悪玉菌といった細菌の集団）のバランスが崩れることで起こります（この現象を「ディスバイオーシス」と言います）。具体的には、悪玉菌が増えることで口臭が発生するのです。このディスバイオーシスを防いでいるのが、多くの作用を持つ唾液です。

本来、唾液は1日におよそ1～1・5リットルも出ており、サラサラとしたきれいな液体です。唾液にはいくつもの働きがありますが、そのうち最も口臭に良い影響を与えているのが、洗浄効果と殺菌効果です（**図1－1**参照）。

唾液の洗浄効果とは、流れる川のように口の中の食べカスや雑菌を洗い流してくれること。食べカスや雑菌は胃に流れ込みますが、強力な胃酸で無毒化されるので問題ありません。

反対に、唾液の量が足りないと、口の中に食べカスや雑菌が溜まってしまうのです。溜まった食べカスは、当然、口の中で腐敗し、口臭の原因となります。

また、口内に雑菌が増えると、これも悪臭を出してしまいます。

さらに、唾液には殺菌成分が含まれています。その力で口内の雑菌を破壊して、悪臭を出す菌が増えるのを防いでくれています。これが、唾液の殺菌効果です。

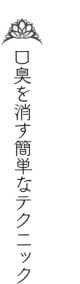

口臭を消す簡単なテクニック

ここでは、いつでも簡単にできる口臭を消すためのテクニックをご紹介しましょう。

①水でうがいする

朝起きた時、口の中は乾燥しているため雑菌が繁殖しています。善玉菌、悪玉菌、日和見菌のバランスが崩れ、口臭が発生するのです（起床時口臭）。

ですから、まずは水でうがいをしたり、歯磨きをして口内の雑菌を洗い流してやると、口臭を下げることができます。

②ガムを噛む

私たちの口の中には、好気性菌（空気を好む菌）と嫌気性菌（空気を嫌う菌）がバランスを取って存在しています。このうち嫌気性菌の方が口臭につながる臭いを出しています。

想像してほしいのですが、さらさら流れているきれいな川（＝清流）は臭くありません。一方、水が溜まって澱んでいるドブなどは臭いがあります。これもドブには嫌気性菌が増えているために臭うのです。

ですから、清流のように唾液が口内を流れ、空気がどんどん口の中に供給されれば、臭いの元になる嫌気性菌は減ります。そこでお勧めなのが、ガムを噛むこと。ご飯を食べれば唾液が出るように、ガムを噛めば唾液が出ます。さらに、よく噛むことで空気を口内に取り入れることができます。

口臭患者さんは、特に安静時唾液が少ない傾向があります。安静時唾液とは、何も噛んだりしないで安静にしていても出続けている唾液のことです。

口臭患者さんの安静時唾液が少ないのは、年齢によるものではなく、常にストレスを感じた緊張状態だからです。いわゆる口の中がカラカラになっている状態で、患者さん本人も自覚していることが多いです。

安静時唾液が極端に少ない時（0・1㎖／分以下）と、そうでない場合では、口臭が増加する確率は4倍以上にもなるそうです。

さらに、73人の被験者に8週間にわたって毎日ガムを噛んでもらったところ、安静時唾液が有意に増えたという報告もあります。

口臭患者さんは、「口腔内のネバネバ感」「口腔内の変な味」「舌苔の付着」などの口腔違和感も口臭であると認識するため、その原因となっている口腔乾燥症も唾液が増えることで改善が見込めます。

また、ガムを噛むことは口臭を抑制することに加え、ストレス緩和にも役立ちます。口臭患者さんはストレス耐性が低く、口臭に対して不安を抱えているため、ガムをかむことはストレスマネージメントになるのです。


ガムが噛めないシチュエーション（会議、対面の場）では、アメやラムネも唾液が出るので良いかもしれません。ただ、アメやラムネは口の中が酸性になり、虫歯になりやすくなるので、やはりガムの方がお勧めです。

ただ、ガムを噛むときに注意点が一つあります。

それは、味がしなくなったら捨てることです。味がしなくなっても噛み続けていると、食いしばりが強くなったり、アゴの負担が大きくなり顎関節症を引き起こすこともあるからです。

何事もほどほどが大事ですね。

図１－２　外側からの唾液腺マッサージの仕方

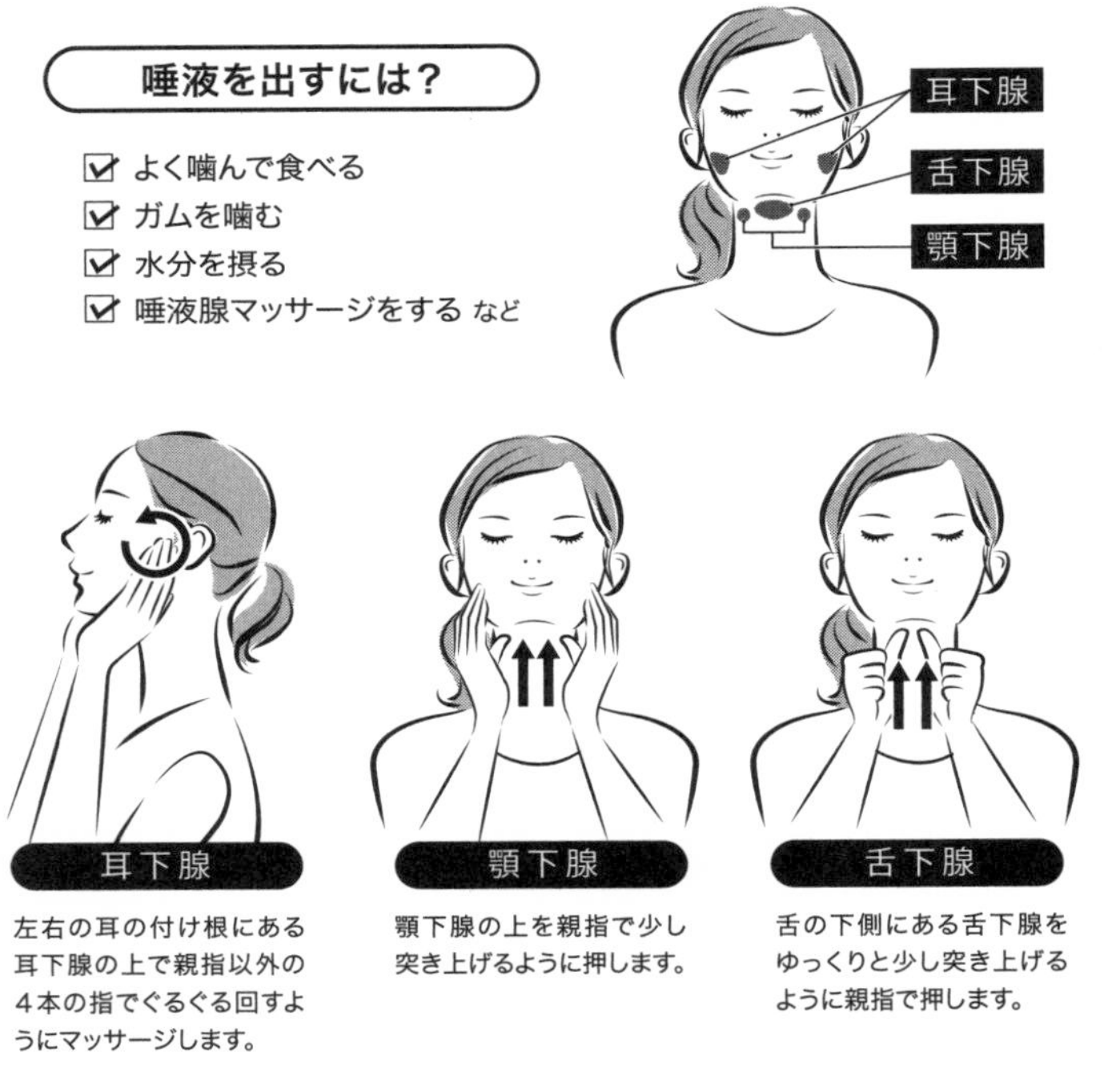
唾液を出すには？
よく噛んで食べる
ガムを噛む
水分を摂る
唾液腺マッサージをする など
耳下腺
舌下腺
顎下腺
耳下腺
顎下腺
舌下腺
左右の耳の付け根にある耳下腺の上で親指以外の４本の指でぐるぐる回すようにマッサージします。
顎下腺の上を親指で少し突き上げるように押します。
舌の下側にある舌下腺をゆっくりと少し突き上げるように親指で押します。

著者作成

図1－3　内側からの唾液腺マッサージ

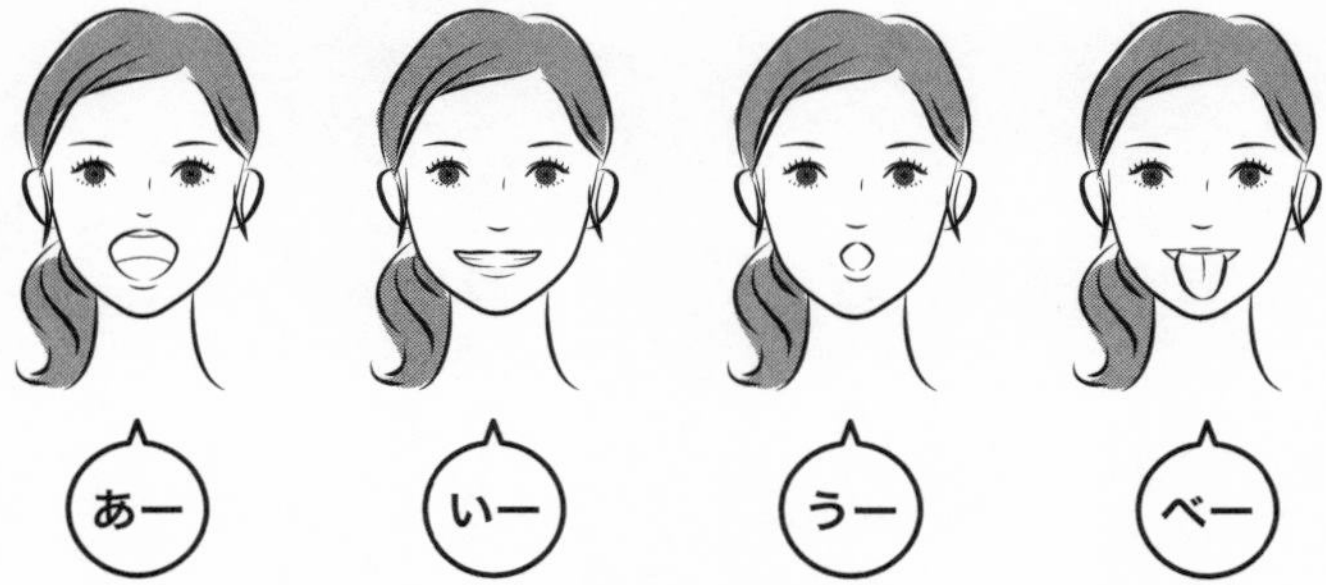

出典　今井一彰『免疫を高めて病気を治す 口の体操あいうべ』マキノ出版、2010
より著者改変

③ 唾液腺マッサージをする

口臭を消すためには、唾液の力を活用することが大切なのですが、私たちの多くは交感神経優位の状態で、安静時唾液（何も食べていない時に分泌される唾液）の量が足りません。また、年を取るに従って、唾液の分泌量が減ってしまいます。そこで日頃からお勧めしたいのが、**図1－2**のような唾液腺マッサージです。

この唾液腺マッサージ以外にも、よく笑う、よくしゃべる、よく噛んで食べることは唾液の分泌量を増やしてくれます。反対に、顔や口の筋肉を使わないでいると、筋肉が弱く・硬くなり、唾液が減ってしまいます。

唾液の分泌量を増やして口臭を消すために

は、**図1－3**のような舌や表情筋を動かす「あいうべ体操」（福岡市「みらいクリニック」の今井一彰院長により考案）なども効果的です（**図1－3**参照）。

治療のゴールは、自分で口臭をコントロールできるようになること

さて、ここでお伝えしたいのは、無臭化というゴールはどこにあるのかということです。無臭化とは「周囲の人に口臭を感じさせない」という意味です。決して患者さん自身が口臭を感じない、ということではありません。

この意味は、口臭が出る仕組みを学び、100パーセントの無臭化をやり切ると分かります。私のクリニックの患者さんには、生活習慣調査表をつけながら、自分が何をやって、何をやらなければ口臭は出ないのかを知ってそれを実践していただきます。いわば、自分にとって100パーセントの無臭化とはど

のようなものかを考えていただくのです。

そして、さまざまな取り組みを続けるうちに、やがて口臭が気にならない時がやってきます。それが口臭治療のゴールです。その段階では、もう口臭を出すのも止めるのも、自分自身で自由自在にできるからです。

とてもそんなゴールに辿り着けるとは思えない……そう思われる方もいらっしゃるでしょう。そんな思い込みをほどくために、リフレーミングやスモールステップといった心理療法があります。

特に大切なのが、スモールステップです。日本語に訳せば「小さな一歩」。本当に小さな一歩でも、少しずつ続けていけば大きな変化につながります。

まずは朝食を食べてみる。

コーヒーをデカフェに変えてみる。

朝起きたら、太陽の光を浴びてみる。

5分だけ家の周りを散歩してみる……。

ぜひ、あなたも今日からスモールステップを踏み出し、口臭に悩む人生から解放されましょう。

Column

当院の口臭治療を受けた患者さんの声

当院の口臭外来の患者さんからいただいた声をご紹介しましょう。これらのメッセージから、きっと口臭という悩みから解放される一歩を踏み出す勇気がもらえると思います。

〔口臭治療の満足度〕 平均４・６（5段階評価。5が満足、1が不満足）

❂口臭治療を受けて良かったこと

・口臭ケアの方法を理解できた
・知らなかったことを知れた
・自信が持てるようになった（人と話す時）
・実際に口臭がなくなったと思う。歯磨き等、歯に対する意識が強くなった
・かなり効果が実感できているので、自信を持って生活できそうです

・和食中心の身体に良い食べ物が、口臭予防につながることが分かった
・いろいろなチェックをしていただいて、数値などからの確認ができた
・聞きづらいことを聞けるのが良い
・口臭の原因が分かり、また体調も良くなった

❂口臭治療を受けようと決心したキッカケ

・ホームページの案内で事前に概要を知ることができたこと
・口臭が気になっていたから
・パートナーからのアドバイス
・親族から口臭を注意されたため
・自分自身で気になり、人と話をする時、手で口を押さえていることが多くなった
・友人などの指摘
・前から気になっていて、近くに口臭治療をしてくれる歯医者があると知ったから

・長年悩んでいたので、家の近所に口臭治療をしてくれる歯医者を見つけたので

❁口臭治療後に変化したこと

・日々の生活で安心感が少し得られたと感じます
・唾液の分泌を意識するようになった
・パートナーからの「カンペキ」の言葉
・正面に向かった相手との会話が気にならなくなった
・人と話すのが怖くなくなりました
・生活習慣も改善され、自信が増えた
・口の中の不快感が減った。先生にアドバイスいただいた食生活をして、体調が良くなってきた

第2章

姿勢を見れば口臭の重症度が分かる？

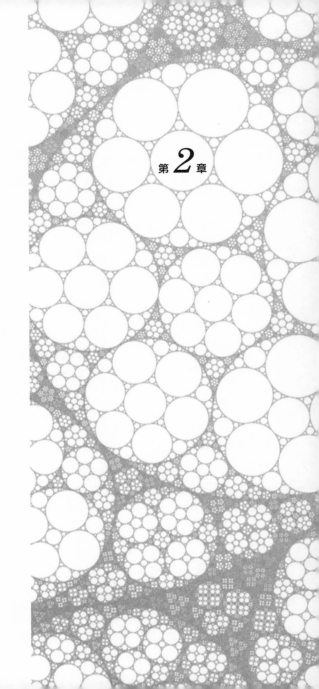

口臭と言ってもいろいろある

あなたの悩みのタネである口臭を消すために大切なこと。それは、あなたの口臭がどのようなものか、突き止めることです。ひとくちに口臭と言っても、**図2－1**のようにさまざまなものに分類することができます。

まず、実際に口臭がある場合です。真性口臭がこれにあたります。こちらには何かの病気が原因の病的口臭と、人間の自然な生理現象として発生する生理的口臭があります。

注意していただきたいのが、実際には口臭がないか、ほとんどない状態の、仮性口臭と口臭恐怖症です。仮性口臭とは、何かのきっかけで口臭があると思い込んでしまうこと。これらの症状の患者さんは「ひどい口臭で悩んでいます！」とおっしゃるのですが、どんな計測機器（私の鼻を含めて！）を使っても口臭を検知できないことがよくあります。

図2－1　口臭の分類

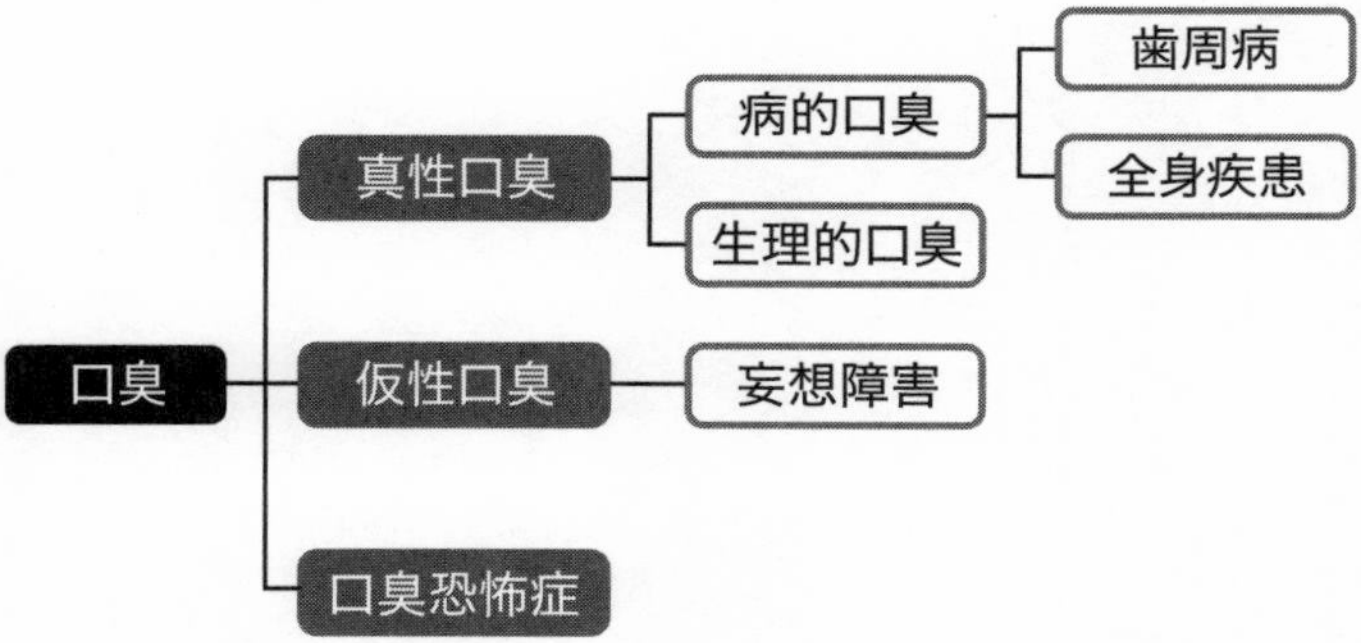

出典　宮崎秀夫『口臭診療マニュアルー EBM に基づく診断と治療』「口臭症の国際分類」第一歯科出版 .P15.2007. より著者改変

口臭恐怖症は、真性口臭や仮性口臭の治療アプローチでは改善が期待できない精神的な病態で、いわば、口臭というトラウマに囚われてしまった状態と言えるでしょう。

私のクリニックの口臭外来に来られる患者さんのうち、真性口臭・仮性口臭・口臭恐怖症の割合は、およそ1対7対2です（ランダムに100人抽出した時の割合）。つまり、9割くらいの方は口臭がない、またはそれほどひどくないにもかかわらず、口臭外来を訪れるほど口臭に悩んでいるのです。

真性口臭の場合は、口臭が確実に存在し、その原因も明らかです。病的口臭の場合は、原因となっている病気の治療が進めば、口臭は消えていきます。また生理的口臭の場合は、生活習慣の改善や人間の生理現象に合わせた対策をすることによって消すことができます。

仮性口臭や口臭恐怖症の場合は、口臭がない、もしくはそれほどないのに、ひどい口臭があると思い悩んでしまっているわけですから、口臭面のケアだけでなく、メンタル面のケアも必要になります。

姿勢が悪い人の口臭が強い3つの理由

私が口臭外来を立ち上げてから、もう15年が過ぎました。立ち上げてビックリしたのは「こんなにも口臭で悩む人が多いのか」ということです。そして1000人以上の口臭患者さんを見てきて分かったことがいくつかあります。

その一つが「口臭の重症度は姿勢を見れば分かる」ということです。背骨が曲がって下を向いている人は重症度が高く、なかなか治りません。反対に、しっかりした姿勢で座ることができる人はたった1回の診療で改善します。いったい、なぜ姿勢が悪いと口臭が治らないのでしょうか？　その理由は3つあります。

①　姿勢が悪い人は腸内環境が悪くなるから
②　姿勢で気分が変わるから
③　エネルギー不足が姿勢に表れるから

一番分かりやすいのは、「姿勢で気分が変わるから」ということです。下を向いていれば気分は下がり、不安が強くなることで塞ぎ込みがちになります。そして呼吸が浅くなり、交感神経が優位になることで疲れやすく、動きにくい身体にもなってしまいます。

これが慢性的なストレスとなり、脳内神経伝達物質の活動を抑制します。結果として精神的な不安が生じ、口臭を抑える最大の武器である唾液の流れが止まり、口の中の細菌叢（さまざまな細菌のグループ。その中には悪臭を出すものも存在する）のバランスが崩れ、口臭が出るのです。

まさに心と身体はつながっているということですね。では、詳しく先ほどの3つの理由を解説していきましょう。

① 姿勢と腸内環境は連動している？

「姿勢が悪い」と一言で言っても首が曲がっている人、背骨が湾曲している人、ねじれている人、片方に傾いている人などさまざまです。たしかに左右のバランスが良い方がいいでしょうし、前後のバランスが良い方が運動域は広く、怪我や病気をしにくくなるのは間違いないでしょう。

分かりやすい悪い姿勢の典型が猫背です。猫背になると、お腹が圧迫されますよね。

お腹が圧迫されると腸の動きが止まってしまい、消化不良を起こしやすくなります。これは腸内環境の悪化につながり、口臭を強める要因になります。

また、猫背でいすに座ると、骨盤は後方に倒れてしまいます。その反射で首は前に出て首周りの筋肉が過緊張を起こします。

これにより、飲み込むときに使う頸部の筋肉のひとつである顎舌骨上筋群《がくぜっこつじょうきんぐん》の働きが悪くなり、食べ物が気道に入ってむせてしまう「誤嚥」が起こりやすいことが分かっています。

さらに、足底が床に接地した状態と足が着かない状態では、咀嚼回数や咬合力も、足が着かない状態では下がってしまったという報告もあります。

つまり、猫背では食べる能力が落ち、丸のみや早食いを招くのです。

むしろこっちの方が、口臭の原因としては高い気がします。

口臭を出さないためには、消化機能を上げることが肝要です。食事は正座か足底が床にきちんと着いた状態で取ることです。

きれいな姿勢で食事を取ると、口臭ケアにつながるということです。

②身体の動きで気分が左右される

「今日は気分が良い」と思うと顔は自然に上を向き、「体調が悪い」と思うと前屈みで下を向く……そんなことを私たちは自然にしていると思いませんか？

これは心の状態を身体が表現していると言えますが、身体の表現によって心の状態が変わる、とも言えるのです。それを証明した次のような実験があります。

この実験では、被験者の背筋の前屈状態と顔の向きに注目し、背筋の状態と顔の向きで気分にどのような影響を与えるかについて、背筋の状態（猫背と背筋を伸ばした姿勢）と顔の向き（上向き、正面、下向き）の6種類に分けて、その関係を分析しました。

まず、背筋を曲げていると被験者は、顔の向きに関係なく、生気がなく自信がなさげで、不健康で暗く、弱々しい愁いを帯びている気分になりました。

次に、背筋を伸ばしていても顔を下に向けると、生気がなく自信がなさげで、不健康で暗いなど、気分の変化が生じることがわかったのです。

すなわち、姿勢の変化（背筋の伸び・曲げ）と顔面の角度の変化（上・正面・下）により、気分に大きな違いがみられ、特にうつ向き姿勢で、弱々しい、生気のない、暗いという特徴的な気分が生じるということが示されたのです。

「重度の口臭患者さんは姿勢が悪い」というのは、このことからもあながち

図2－2　6種類の姿勢の側面からの様式図

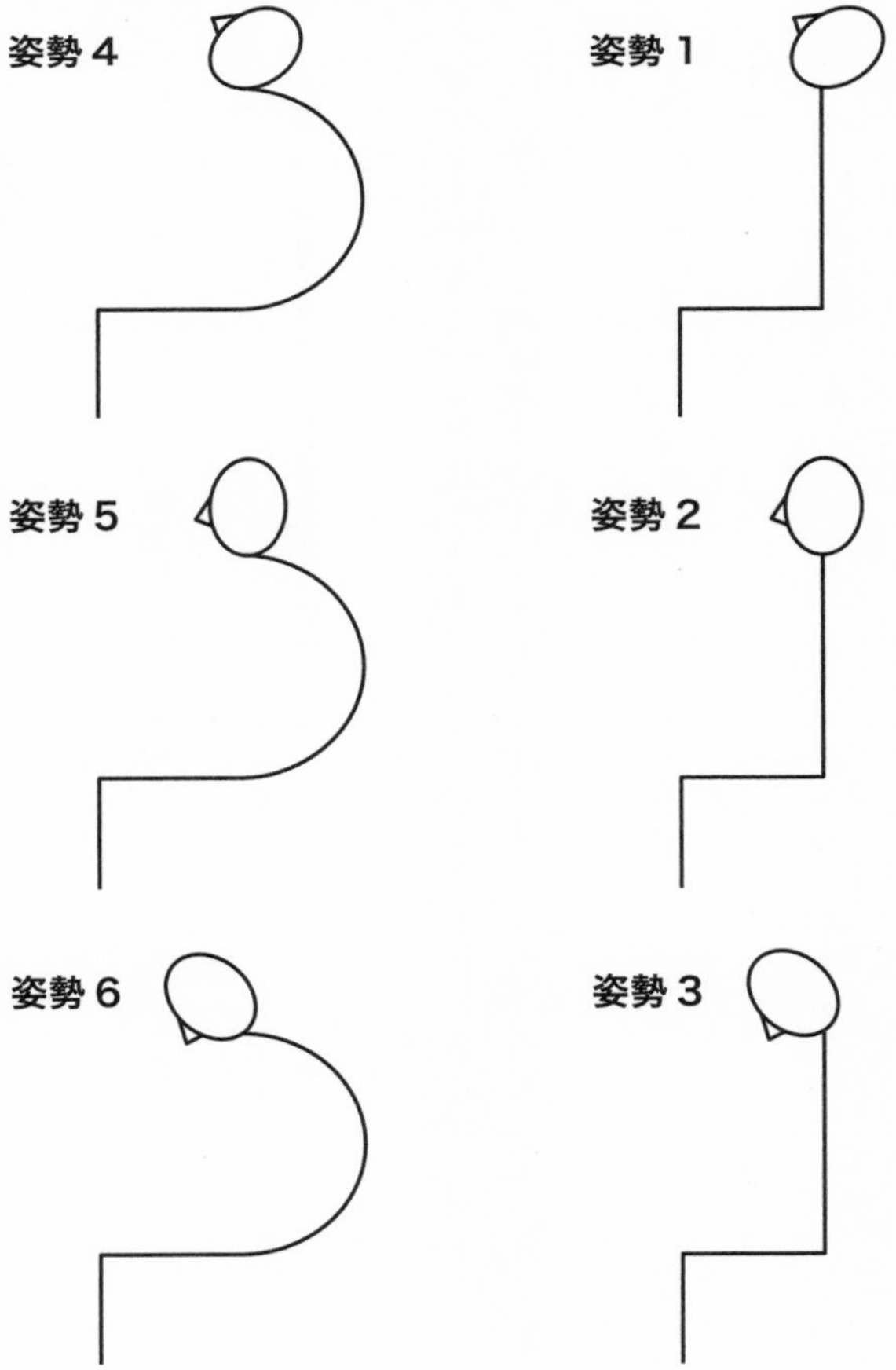

出典　鈴木晶夫・春木豊「躯幹と顔面の角度が意識性に及ぼす影響」The Japanese Journal of Psychology, Vol.62. No.6, p379. 1992. より著者改変

間違っていないと言えます。逆に言えば、背筋を伸ばして上を見ていれば、明るい気分が生じるということです。

普段から無理してでも、目線を常に上に保つことは気分を良くし、心理的負担を減らすことにつながるのです。

③ エネルギー不足が姿勢に表れる

人間は、エネルギーを使って身体を動かしています。そのエネルギーは、食事を消化吸収し、細胞の中でエネルギーを合成することで得られます。より詳しく言えば、細胞内にあるミトコンドリアと呼ばれる場所で多くのエネルギーは作られます。

細胞質だけでもエネルギーは作られますが、ミトコンドリアに比べるとごくわずかしか作られないため、ミトコンドリアが働いてくれなければ、私たちはすぐにエネルギー切れで疲れてしまうのです。姿勢を維持するには多くの筋肉を使いますから、当然エネルギーが足りなければ良い姿勢は維持できません。

エネルギー不足は偏った食生活、不規則な生活習慣、ストレスが原因で起こります。特に注意してほしいのは、ジャンクフードやお菓子、ジュースの類《たぐ》いです。これらはすぐにエネルギーになりますが、糖質過剰となりやすく、腸内環境を悪化させてミトコンドリアでエネルギーを作るためのビタミンB群を枯渇させます。つまり、慢性的にエネルギーを作れない身体になってしまい、ずっと糖質を欲しがる「シュガージャンキー」になってしまうのです。

それ以外に、カップ麺やコンビニ弁当も、身体をエネルギー不足にさせる可能性が高いと言えます。これらは高カロリーな反面、栄養不足になりやすいからです。カロリーが高いのだからエネルギーの補給には十分と思えますが、保存料が結構な量で入っています。これらの保存料は、食品の衛生を保ち、食中毒を防ぐことができますが、その一方で、頻繁に食べていると体内のミネラル吸収障害を引き起こしやすくなります。ミネラルやビタミンB群は、脳の神経伝達物質の変換でも重要な働きをするため、気分障害や精神障害まで引き起こすこともあります。

つまり、コンビニ弁当やカップラーメン、お菓子やジュースといった高カロリーで食べやすいものばかり食べていると、イライラや不安が強くなり、身体と心が戦闘状態になるため、唾液が出にくくなり口臭が出やすい口になるということです。

口臭患者さんは、几帳面で完璧主義なところがあり、周りの目が気になるという面で、人に気を使う方が多いのです。

よく気がつくということは、周囲をとてもよく観察しているとも言えます。人の顔色を注意深く伺っているようなところがあり、不機嫌な表情や態度を見ると、「自分の口臭が原因ではないか」と勘繰ってしまうのです。人は弱く、精神的に不安定になりやすい。だから優しい人、繊細な人、真面目な人が真っ先にやられてしまう。

だからこそ、それを流せる柔軟さを持ってほしいのです。

心が落ちつかない。

気持ちがついていかない。

不安でどうしようもない。

そんな感情をコントロールできない時は、意外に思うかもしれませんが、食生活や生活習慣を見直してみるのも良い方法です。「食事」「運動」「睡眠」「笑い」の4つで感情はコントロールされているからです。

たかが食生活や生活習慣と言わず、整えてみませんか。意外と心が落ち着くことが分かると思います。

姿勢が悪いと食いしばりを招き、口臭が強くなる

姿勢が悪くなると、バランサーとして働いているアゴの位置もズレていきます。やってみると分かりますが、首を前に出すとアゴは後ろに引かれ、後ろに引くとアゴは自然と前に出ます。

首を右に傾ければアゴは右にズレて、傾きを抑えます。反対でも同じです。アゴは重い頭を細い首の上に乗せているため、前後左右に振られた時に反対側に動く錘《おもり》の役目を果たしているからです。

これはなぜかと言えば、脳を守るためです。人間で一番重要な臓器は脳です。

人間は二足歩行へと進化する過程で、一番重い頭を上に持っていくことで、

・視線を高くして敵を察知しやすくなった

・手、特に親指が発達し、他の指と連動して物を掴《つか》むことで、道具を扱えるようになった

・気道が下がり、複雑な発音が可能になった

・言語を手に入れ、仲間に意志を伝えることができるようになった

などのメリットを受ける代わりに、首を支点として頭が揺れやすくなり、脳が障害を受けるのを避けるためにバランサーが必要になりました。それが下顎なのです。

つまり、顎がバランサーの役目を果たさなくなったとき、神経痛や筋肉痛、自立神経のバランスまで崩れることになるのです。その原因は食いしばりです。

何か重いものを持つときや衝撃に備えるとき、食いしばりますよね。これは顎の関節を固定することで、体軸が安定し力が入りやすくなるからです。

もしこの時、奥歯がなければどうなるでしょうか？　当然、頭部の固定ができず、体軸が安定しないためバランスを崩しやすくなりますよね。これが、高

齢者が転んで骨折しやすくなる理由です。

実際に歯がある人は、歯がない人より「片足バランス」を維持できる時間が長かったという報告があります。

ですから、歯並びが悪かったり、奥歯が抜けっぱなしだったりすると、体軸を維持することが困難になり、首や背骨、骨盤が歪むため、脳を含めた活動が急激に低下するのです。

顎の位置を改善することで、脳の前頭前野（記憶や感情の制御、行動の抑制な高度な精神活動の働きを司る部分）、特に前頭眼窩皮質での活性が適正化されるという報告もあります。

噛み合わせなどから発生する末梢の刺激は、脳へとフィードバックされ、不快な刺激を作らないように、顎を動かすための筋肉をコントロールしています。

小さな石が靴の中に入ったら痛くないように歩き方を変えたり、痛くないようにつぶそうとしますよね。同じことが口の中でも起こっています。理想の噛み合わせはすべての歯がバランスよく均等に力がかかることです。それが歯並びや歯周病、虫歯、外傷などで一部の歯だけに力が加わると、痛みや違和感を覚え、その不快信号は脳へと送られます。すると脳は歯の不快な当たりを潰そうとします。それが「歯の食いしばり」です。

それでもダメなときは、そこを避けるように顎を動かします。この動きが通常の動きと逆の回転を引き起こすので、顎の関節が壊れる顎関節症や顎に関連する筋肉痛を引き起こし、首や肩、腰と言った全身の骨格にまで影響を与えるのです。

特に、首や背骨には脳へと続く太い神経や血管が走っているため、顎のバランスが悪くなると、精神障害や気分障害にまでダイレクトに影響が及びます。

歯並びが悪いということは、見た目だけの話ではなく、噛み合わせのアンバランスが精神のアンバランスを招き、口臭不安を悪化させることにつながるのです。

姿勢が悪いと印象が悪くなる

私たちのコミュニケーションにおいて、非言語（言葉以外の部分）で印象に影響する要因の一つに、姿勢が挙げられます。背筋をピンと伸ばした人と猫背の人であれば、どちらに良い印象を持つかは一目瞭然でしょう。

姿勢の良し悪しを3つの指標（魅力・支配性・信頼性）から統計を取ったデータがあります。それによると姿勢は魅力や支配性に比べて、信頼性に大きく影響していることが分かっています。

言語を持たない動物は背中を丸めることで、自分は相手より下であり、歯向かう意思がないということを示しているそうです。これは言い換えれば自信のなさを表すと言え、嘘をついているような印象を与えていると想像できます。また、姿勢の悪さはエネルギーの少なさを想像させます。

前述の通り、姿勢を良く保つには体幹の筋力が必要だからです。その筋力を発揮するには、運動とそれを動かすためのエネルギーが必要です。エネルギーは食事と呼吸で作られます。

猫背で食事をすると消化不良を起こし、呼吸は浅く口呼吸になり、十分な酸素を細胞に送れずエネルギーを作れません。脳の働きも悪くなり、イライラしたり不安になったり感情のコントロールも乱れます。つまり、猫背の人は元気そうに見えても疲れているわけです。

これだけの身体に起こっていることが姿勢を見るだけで分かるのですから、見た目の印象は少なからず当たっていると言えるでしょう。これらは、猫背というだけで病的で遠ざけたい対象となってしまうことを示唆しています。たかが姿勢、されど姿勢なのです。

Column

姿勢が悪いと口呼吸になる？

姿勢が呼吸に大きく影響するのは、肺が胸郭という肋骨で囲まれた籠状の骨格によって動いているためです。肺は心臓のように自ら動くのではなく、胸郭が広がったり狭くなったりするために、肺自身も大きくなったり、小さくなったりして呼吸が行われるのです。

この呼吸に大きく関わる胸郭を動かしている筋肉を呼吸筋と言い、代表的なものとして、横隔膜が挙げられます。

さて、背筋がピンと伸びていると、横隔膜は動きやすいため、呼吸がしやすくなります。反対に猫背になると、肩甲骨が外側に開き、胸郭を動かしづらくするので呼吸しにくくなります。

これは、特に安静にしている時の酸素需要を増やし、運動時には生体の呼吸循環応答に不利に働くことが分かっています。分かりやすく言うと、猫背の人は、運動を持続できる時間が、正常呼吸の人よりも短くなるということです。

また、猫背の人は安静時でも一回あたりの換気量が減るため、少しでも息がしやすいように顔を上げて口呼吸をし始めます。これが猫背で姿勢が悪い子どもによく見られる「ポカン口（ポカンと口がいつも開いている状態）」です。

息苦しいと感じる時には、楽に肺に酸素を取り込める口呼吸に頼りがちで、必要以上に二酸化炭素を排泄してしまい、血液中の二酸化炭素の濃度が低下しがちになります。

ここで、「二酸化炭素が何の関係があるの？」と思う人もいるでしょう。

実は、呼吸運動の調節は、神経中枢を流れる血液の温度や成分に左右されています。血液の温度上昇、二酸化炭素の増加、pHの減少によって神経中枢が興奮し、呼吸運動が促進されるのですが、特に二酸化炭素の影響が大きいと考えられています。

ですから、動脈中の二酸化炭素濃度が低下すると、体内がアルカリ性に傾いて、脳や心臓の血管を収縮させます。その結果、末梢血管の循環が悪くなるため、全身の細胞に酸素が行きわたらなくなります。

過呼吸になって過換気状態が続くと、身体からどんどん二酸化炭素が抜けてしまいます。手足がしびれ、筋肉が硬直してしまう過換気症候群はその極端な状態です。

過換気発作の処置に、よく紙袋を口に当てて呼吸させるペーパーバック法は、吐いた二酸化炭素を再度吸い込むことで血中の二酸化炭素濃度を上げ、呼吸中枢のバランスを戻すという処置なのです。

「人間は太古の昔から鼻で呼吸をしてきた。私たちの先祖が口呼吸になるのは危険が迫ったときだけだ。体を激しく動かす事態に備えて口呼吸で大量に息を吸い込む。そのため口呼吸は緊急事態のサインになり、脳がストレスを感じて『戦うか逃げるか』のモードに入る」

『トップアスリートが実践 人生が変わる最高の呼吸法』(かんき出版)で、著者のパトリック・マキューンはこのように言っています。つまり、口呼吸は興奮状態や戦闘状態の呼吸法なのです。

これを普段からしているということは、いつも酸素供給不足となり、エネルギーが作られない状態に陥るということです。

だから、口呼吸の人は、目に力がなく、いつも疲れているのです。姿勢を正して鼻呼吸をすることは、健康でいるための必須条件と言えるでしょう。

第3章

朝ご飯は「食べない」のではなく「食べられない」？

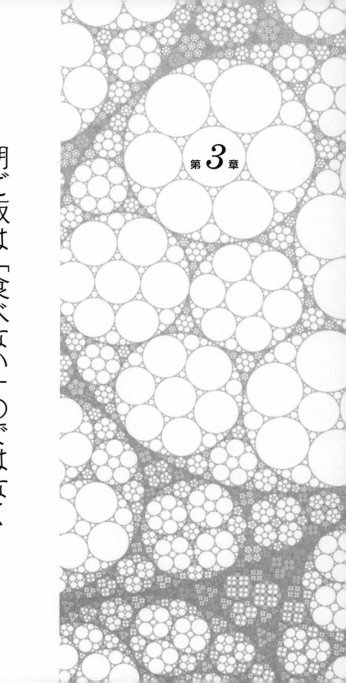

朝ご飯を抜くと口臭が強くなる

農林水産省の食育に関する調査（2019年）では、ほぼ毎日朝食を取っている人は82・5パーセントと、ほとんどの人が朝食を食べていると報告されています。ただ、20代男性だけを見ると、約3割が食べていないのだそうです。理由は「朝早く起きられない」「朝は食欲がない」というものが半数近くを占めていました。

私は口臭治療を行う際、必ず「生活習慣調査表」と称して、1日の飲食生活を1週間分記入していただいています。それを見ると、朝食を取っている患者さんは3割にも届きません。たしかに男性は朝食を取っている人が少なく、取っていたとしてもパンだけ、コーヒーだけという内容でした。女性もやはり朝食を取っている人は少なく、5割にもなりません。つまり、口臭がある人は朝食を取らない傾向にある、と言えるでしょう。

そもそも農林水産省の調査では、朝食の内容までは分かりません。口臭予防としては、朝食の内容も重要です。例えば、シリアルやコーンフレークを食べて、それで朝食を取っているというのは完全に勘違いです。シリアルは一般的に牛乳をかけて柔らかくして食べますが、これは朝食を取る意味が分かっていないと言えます。

朝食を取る理由は、次の3つです。

①朝は自律神経の切り替えをする大事なタイミングである
②よく噛むことで脳への血流量を上げる
③エネルギーを摂ることで体温を上げる

睡眠中、人間の体温は眠りが深くなるに従って低下していきます。そして、目覚める時間が近づくにつれ、上がっていきます。この体温の調整が、副交感神経優位の状態から交感神経優位の状態になる鍵なのです。

ちなみに、交感神経優位とは、車の操作で例えるとアクセルを踏んだ状態です。運動したり、緊張したりすると心臓がバクバクして汗をかきますよね。この興奮した状態が交感神経優位です。逆にブレーキをかけ、アイドリングしている状態を副交感神経優位と言います。リラックスして、心が落ち着いている状態で消化や睡眠を促します。

このシステムを自律神経が受け持ち、交感神経と副交感神経のバランスで調節を行って、内臓や血管などの働きを24時間休まず自動的に調節しています。このバランスが結構崩れるのです。

例えば、夜、目が冴えて眠れないというのは、副交感神経優位ではなく交感神経優位になっている状態です。逆に、なかなか目が覚めないのは副交感神経が優位のままだからです。

このように、自律神経のバランスが崩れて、めまい、倦怠感、不眠、片頭痛、耳鳴り、息切れ、動悸、ひどい肩こり、首コリなど、さまざまな症状が出てくる状態を自律神経失調症と言います。

自律神経のバランスを整えるには、「朝日」「食事」「運動」が重要です。

ですから、しっかりと噛んで脳を目覚めさせ、体温を上げてくれる温かい食事でなければ、朝食としての役割を果たせません。食事は噛んで初めて食事と言え、冷たいものより温かい食べ物が心を整えるのです。

食べたくても食べられないのには理由がある（低血糖）

私も学生時代は朝ご飯を食べない派でした。ですが、今は朝ご飯を食べないと調子が悪くなります。

しかし、世の中には人間は1日2食で大丈夫なようにできているという説もあります。1日は「摂食」「消化吸収」「排泄」で回っており、朝は排泄にあたるため食べない方が良いという考え方です。

1日24時間を3分割し、摂食が12時から20時の間に2食、消化吸収が20時から5時で排泄が朝7時から12時と考えると、うーん。一理あるような気がしますよね。

図3-1　自律神経とコルチゾール

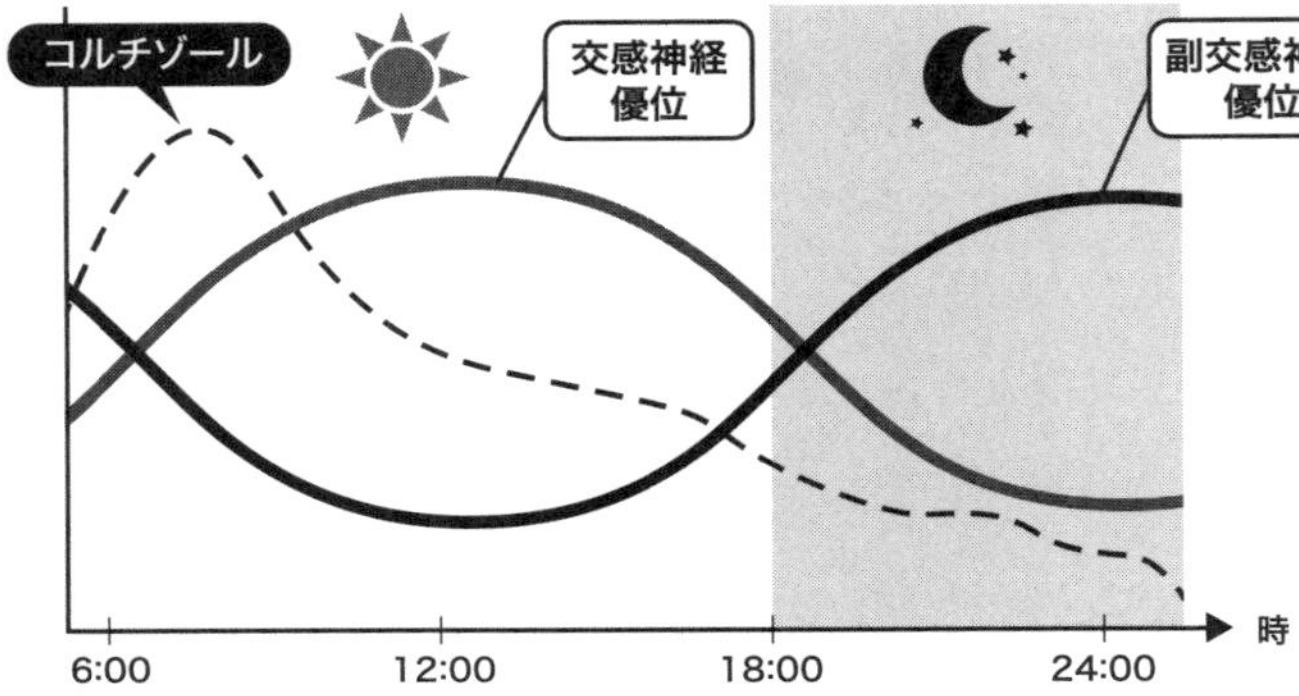

著者作成

ですが、この話には1番大事なことが抜けています。それは朝に覚醒して、交感神経優位になることが必要だということです。人は日中、交感神経優位で活動して、夜は副交感神経優位に切り替わり、睡眠・消化吸収を行っています（図3-1）。

朝の切り替えは食事、運動、光で行われますが、なかでも食事は大事です。もし1日2食にしてしまうと、夜8時に食事したとして昼ご飯まで16時間の空腹時間を乗り越えなければならなくなります。当然、低血糖で頭が働きません。そこで血糖値を無理やり上げるために、アドレナリン、ノルアドレナリンが分泌されるため、食欲がわかないのです。

朝から食事を取れないのは、常に交感神経優位だからです。これは自律神経のバランスが崩れ、情緒不安定な状態を引き起こします。具体的にはイライラしてキレやすく、不安で何事もネガティブな感情に振り回されることになるのです。

朝の食事には「噛むことで脳への血流を上げる」「血糖値を上げてエネルギーを補給する」という、2つの覚醒効果があります。多くの人は食事が精神的な影響を与えることを知りません。体調はともかく、朝抜いたところで通常通りの動きができるし、昨日と変わらない景色に見えるからです。

しかし、塵《ちり》も積もれば山となる。毎日の積み重ねがエネルギーの歯車を壊し、不安感情を煽《あお》り、口臭を強くしてしまうのです。

栄養価が高いものと身体に良いものは別物

「健康に良い」とさまざまな食材や食品が、連日のようにテレビやネットで宣伝されています。しかし、それらすべてが本当に良いものとは限りません。

例えば、健康食品と呼ばれるものがあります。実は、それらに法律的な定義はないので、大した根拠がなくても健康食品として売り出せるのです。「なんとなく健康に良さそうと手を伸ばしたものの、何の効果もなかった」なんてことがよくあります。

逆に健康に良いと言われるものが、その人にとっては毒だったということもあります。

例えばアレルギーです。食物アレルギーで多いものと言えば卵や牛乳ですが、どちらもタンパク質が多く、ビタミンやミネラルも含む栄養価の高い食材の優等生です。ですがアレルギーが出た人にとっては、毒でしかありません。

そもそも栄養には単品で摂れるものなどはなく、バランス良く食べることが大事です。ただ、身体に良いものは人それぞれですが、身体に悪いものは共通しています。それが重金属、人工甘味料、保存料などの食品添加物、精製された糖、ショートニングやマーガリンなどの飽和脂肪酸、グルテン、カゼインなどです。

「重金属?」と思われる方のために説明すると、鉱物（金属）において比重の大きい（4~5以上）ものを重金属と言います。分かりやすく言えば、身体に必要な金属をミネラルと言い、身体に溜まり過ぎると病気になるものは、重金属とか有害金属と呼ばれていると考えてください。

ミネラルは亜鉛、銅、マグネシウム、鉄などで、特に体内でエネルギーを作り出すのに重要な役割を果たしているのが、亜鉛とマグネシウムです。身体にとってあまり良い影響を与えないものには鉛、水銀、ヒ素、カドミウム、アルミニウム、ニッケルなどがあります。

これらの中でも、水銀は特に問題です。実際に毛髪検査やオリゴスキャン（体内のミネラルや重金属を調べる装置）を使うと、高い数値が出るのが水銀だったりします。水銀は亜鉛と拮抗し、体内のエネルギー作りを阻害したり、酵素の働きを抑えたり、神経伝達物質の受容体を塞いで、うつ病を引き起こしたりします。

水銀中毒では「水俣病」と呼ばれる公害が有名ですよね。体内に入った水銀は主に脳など神経系を侵し、手足のしびれ、震え、脱力、耳鳴り、目に見える範囲が狭くなる、耳が聞こえにくい、言葉がはっきりしない、動きがぎこちなくなるなどさまざまな症状を引き起こします。

水俣病の発生初期には、前後不覚の状態や意識不明になって、発病から1カ月以内に亡くなるといった重症者もいたそうです。患者数は約2300人で死亡者が1500人を超える大惨事となった人災です。

現在では、工場から出る排水にメチル水銀が入ることはありませんが、水銀による海洋汚染は未だある問題です。原因は石炭火力発電で、石炭を燃焼した際に石炭中に含まれていた水銀が燃焼とともに大気中に放出され、降雨等により土壌、河川を汚染してメチル水銀に変化します。

これらの水銀は小魚の体内に蓄積し、それを食べる大型魚に蓄積するため大型魚を食べる人ほど水銀が溜まりやすくなります。

よく食べる大型魚と言えば「マグロ」です。マグロは美味しく、寿司ネタとして大人気ですが、カラダが大きい分、多くの水銀を含んでいます。「肉より魚が健康にいいんでしょ?」と言って、マグロばかり食べている人は水銀中毒に注意した方が良さそうです。

何を食べるかも大事だが、どう食べるかがもっと大事

よく「人の身体は食べたもので作られている」と言われます。実際に食べた物で身体を作るのは脂質とタンパク質です。ですが、食べたものがすべて栄養や身体を作る原料として活用されるとは限りません。

「えっ! どういうこと?」と思いますよね。食べた物は消化液などで吸収できるまで分解されて、はじめて腸管を通ることができるのです。例えば、夕

ンパク質であればペプチド、アミノ酸まで分解されて、腸管のバリアにはじかれず通ることができます。

この分解には、化学的消化と機械的消化があります。化学的消化とは消化酵素の作用により、食物が化学的に分解されること。例えばタンパク質は胃液で溶かされ、ペプシンという分解酵素で分解され、さらに十二指腸というところで膵液によってアミノ酸まで分解されます。

ここで大事なことは、消化酵素もアミノ酸からできているということです。つまりタンパク質不足を起こした後、タンパク質を摂取しても消化吸収できず、タンパク質不足は改善できないということです。

患者さんの血液検査の結果を見ると、タンパク質が不足して脱水まで起こしている人が多いことに本当に驚きます。

実は自分もそうでした。人間ドックに行っても血液検査では脂質異常を指摘されても、その他のデータでは特に問題ないと言われていましたし、肉が好きなので結構な量を食べていました。レントゲンでも特に問題はなく、自分でも胃腸は丈夫な方だと思っていたのです。

分子栄養学を実践されている医師にタンパク質不足を指摘されたとき、「そんなわけない！」と本気で思っていたのです。

分子栄養学を学び、改めて自分のデータを見直すと、副腎疲労に低血糖、タンパク不足に脱水と、病気ではありませんが、かなりの不健康ぶりを発揮していたことがわかりました。

このことで、自分の夜間覚醒や仕事が終わると疲れでソファに倒れこむ、感情に振り回されてイライラする、物忘れが多く、頭にモヤがかかってスッキリしない、などの原因がハッキリして、今は「このデータならそうなるわな」と納得できるようになったのです。

もちろん今は治療を受けて、仕事の後にジムに通ってトレーニングする元気が戻っています。

当院では、口臭患者さんや顎関節症の患者さんが多くいらっしゃいます。この2つの病気には、ある共通点があります。それが「不定愁訴」です。不定愁訴とは患者さんの訴える違和感や不調が、他覚症状と食い違っていて、原因を特定できない訴えのことです。

不定愁訴は、歯や顎の痛み、歯が染みる、噛むと痛むと訴えるのに検査で問題ない場合や、重い感じ、違和感に加えて、不安やイライラ、落ち着かないなどの気分障害を伴うことが多いため、診断を難しくし、治療効果が上がりにくくします。

なぜなのか、ずっと疑問でした。その答えの1つが「栄養状態が不良によって感覚過敏や気分障害が作られるから」でした。

「今の時代に栄養不良って」と思いますよね。飽食の時代だからこそ起こる炭水化物過多、タンパク質、ミネラル、ビタミン不足です。

もちろん、栄養だけの問題ではないと思います。ですが、詳しくは後述しますが、気分は神経伝達物質から作られており、そのもとになっているのはアミノ酸（タンパク質）です。

神経伝達物質の変換に、ビタミンやミネラルが必須であることや、歯がなくなったり噛み合わせが悪かったりすると、炭水化物以外の栄養素が急激に減ることから、食べ物を咀嚼できないことは、我々が考えている以上に栄養素の吸収障害を引き起こしていると考えられるのです。

「何を食べるか」も大事ですが、「どう食べているか」の方が……というより「消化できるように噛めているか」の方が大事なのです。

具体的には、きれいな姿勢で食事を食べる。噛んでいる時は正面を向くことです。下を向いて黙々と食べると、グライディング運動（ヤギ噛み）ではなく、チョッパー運動（犬噛み）になるからです。そして何より、よく噛むことが消化の第一歩となります。

実は、「よく噛む」というのは結構難しいことです。多くの人は「よく噛みましょう」と言うと力一杯噛み潰すことだと思っていますが、「よく噛む」とは、歯を合わせずに柔らかく食べ物を噛む。力が必要なのではなく飲み込むまでの回数が重要なのです。

一口に食べる量を少なくし、30回を目処に噛んでほしいのです。なぜこれほどの回数が必要かと言えば、唾液の力を最大限に使うためです。

唾液には、消化を行うアミラーゼ、殺菌を行うペルオキシダーゼやリゾチーム、粘膜を保護し、飲み込みやすくするムチンなど、多くの消化のための機能が備わっています。

食べ物をよく噛まないで飲み込むということは、唾液による消化を省くことですので、消化不良を引き起こし、病気になりやすい身体になってしまいます。

口は第一の消化器官であり、健康は口から始まるのです。

食べられる幸せって実感しづらい

「あなたは幸せですか？」と聞かれたら、あなたはどう答えるでしょうか？

「幸せです」と答える人もいれば「不幸せです」と答える人もいるでしょう。

なかには「分からない」と答える人も多いのではないでしょうか？

では、「食べられる幸せを感じることができますか？」と聞かれたら、あなたはどんな時を想像するでしょうか？　美味しいものを食べた時に幸せを感じるのは分かります。でも、それは、歯があってこそ感じられるものだということに気づいているでしょうか？

「そんなの当たり前でしょ」と言う方！　その通りです。でも、当たり前が当たり前でなくなる人の方が多いのです。日本人の歯周病罹患率は７割にものぼり、スウェーデンとの比較では80歳でスウェーデンでは残存歯が21・２本に対して日本では13・０本と圧倒的に少ないのです。

「入れ歯を作ればいいじゃない？」と言う人、その通りです。ですがお年寄りが転んだり、脳梗塞などで入院したらどうでしょうか？　病院では入れ歯は外されることがほとんどです。そしてその間、経管栄養（チューブを使って体内に栄養を補給すること）を余儀なくされると、口の筋肉が衰えて誤嚥しやすくなるのです。

さらに経管栄養が終わった後も、嚥下《えんげ》能力（食べ物を飲み下す力）が低いと判定されれば、「誤嚥の可能性が高い」ということで、胃ろう（腹部に穴を開け、胃に栄養を注入する医療処置）を設置されることになるのです。

よく噛むとがんや認知症の予防効果がある

食は「人を良くする」と書きますね。しかし、人間のこれまでの進化の過程を考えると、噛まなくなった現代では、「悪くなる一方ではないか…？」そんな危機的な状況にあると私は思うのです。

例えば、咀嚼回数は戦前（昭和初期）では１日１４２０回に対し、現代では６２０回。食事時間は戦前22分に対し、現代では11分だそうです。

これらは食事内容の変化に伴うものですから仕方のないことなのかもしれませんが、噛むことを省略するということは「食べものを粉砕し飲み込んで消化吸収しやすくする」「生きる意欲を高める」「脳の働きを活発にする」「精神的ストレスを解消する」「病気予防と健康増進」というメリットを省略することなのです。

また、「食事に興味がない」と言う人は、かなり危険な状態と言えます。

本能に逆らう言動であり、進化論的にも退化していると言えます。脊椎動物の先祖はヒドラやイソギンチャクのような腔腸動物です。これらは口が開いているだけで、漂う水中浮遊物を吸って取り込むことしかできません。

しかし、水中生物が増えると餌の獲得競争で生き残れなくなります。積極的に餌を獲得するために開いて閉じるアゴができました。それを動かすため、それまで筒状の胴体の中を神経細胞が冠状に集合していただけのものが、一本の集中した神経の束になり、これが伸びて脊索になり、やがて脊髄となりその先端が膨らんで脳となったと言われています（船越正也『食と教育——咀嚼と脳から考える』口腔保健協会、２００４年より）。

つまり脳の発達は摂食の発達とも言え、常に摂食を考えて進化してきたのです。最終的には、病気予防ができたり治療できたりするところまで、摂食を高めたのです。実際に、発がん性のある食品を唾液に3分間混ぜるだけで、無毒化できることが分かっています。

また、咀嚼運動による刺激は脳血流を増加させ、感覚運動野、補足運動野、視床、小脳、そして島皮質や右側前頭前野までがfNIRS（近赤外分光法）で活性化されていることが確認されています。

この活性化により、咀嚼運動が覚醒レベルや認知力を向上させ、間接的に認知症予防に役立っているのではないかと考えられているのです。

マウスの実験では、奥歯を削って空間認知のテストをしたところ、ゴールに辿り着くまでの時間が長くなり、修復して噛めるようにすると成績が戻ることから、歯の噛み合わせが空間認知能力に関係していることが示唆されています。

実際の医療の現場でも、入れ歯を入れておらず、車椅子でさえ姿勢を保てなかった人が、入れ歯を入れて噛めるようにしたら、体力が戻り自力で歩けるようになった症例や、意識混濁を伴った認知症の人が、覚醒時間が増え、症状が軽くなった症例などが報告されています。また噛むことでストレスが軽減され、リラックス効果や持久力が増進されたという報告もあります。

口臭も、よく噛むことで唾液の流れが良くなり、細菌が出すガスの発生を抑えることができます。よく噛むことは健康にも口臭にも欠かせないのです。

Column

精進料理で口臭は止まる？

「精進」とは、「精一杯進む」と書くように「雑念を去り、仏道修行に専心すること」という意味で、ここから転じて一生懸命に努力することを指しているそうです。努力というのは大変苦しいものですが、毎日の練習、努力の積み重ねは必ず結果となって現れます。

さて、精進と言えば、「精進料理」が思い浮かぶのは私だけでしょうか？　実は「精進料理」という言葉は、仏教の経典には登場しないのだそうです。

どうやら、「仏教の戒律に基づき殺生や煩悩への刺激を避けることを主眼として動物性食材や匂いの強い食材を食べない」といった僧侶特有の食事を、民衆が仏事にまつわる料理として受け取って「精進料理」と呼んだそうです。禅において、食にまつわる行動全般は「修行」の一環であり、料理の準備や調理、食べること、後片付けなど、食行動を通して自己を見つめることを目的としているそうです。

確かに、質素でよく噛んで、腹八分で落ち着かせ、1日2食と言われたら、修行以外の何物でもないと考えるのも無理はありません。

実は、精進料理は口臭が出ない食事としても有効ではないかと考えられています。なぜなら、口臭は腸内環境の影響を大きく受けるからです。肉、魚の動物性タンパク質は美味しく、身体のエネルギーや新陳代謝の源泉となりますが、一方で悪玉菌を増やして血生臭い口臭の原因となることが疑われているからです。

なぜ、肉、魚が腸内環境を荒らすのかと言えば、肉、魚のタンパク質を分解する時にアンモニアを発生させること。私たちが普段食べる肉や魚介類のほとんどが抗生剤を使用した養殖であることです。

現在の畜産業では、最良とは言えない環境で育てることが多いため、家畜が病気になりやすく、飼料には大量の抗生剤が混ぜ込まれています。そんな家畜を食べれば、普段から抗生剤を飲んでいるのと同じことになりますから、腸内環境は悪くなり、結果として口臭が発生することになるのです。

食事だけでなく、1日のタイムスケジュールが規則正しく、朝早く夜の就寝も早いとなれば自律神経のバランスが良いのは当然です。戒律を破りまくって口臭が出る坊主を「生臭坊主」とはよく言ったものですね。

第4章

腸が漏れることで口臭は出やすくなる

感情は腸が引き起こす

口臭外来に来る患者さんは、悩み始めてから当院に来られるまで、5年から10年くらいかかっている患者さんが全体の29パーセントと最も多くなっています。

10年以上悩んでいる人を合わせると、その割合は45パーセントにものぼります。なかには30年以上悩んだ末、口臭外来の門を叩いた……と言う方もいらっしゃるのです。

これまで口臭治療を行ってきて、悩んでいる期間が長いほど改善が難しくなっていくと実感します。これは口臭に関しての知識や考え方が自分なりに確立し、新しい知見やアドバイスを聞き入れる余裕がないからです。

自分なりに成功体験、失敗体験を重ねているため、そこから外れたことを聞き入れる余裕がないのです。

これを「確証バイアス」と言います。自分が正しいことを裏づける情報ばかりを集め、反証する情報を無視してしまうという「認知の歪み」のことです。ですから、この認知の歪みを外すことが口臭治療の最大の目標と言えるのです。認知の歪みについては、第9章で詳しく解説します。

ただ、そうは言っても、精神状態が落ち着いていないと、他人の話にしっかりと向き合えないのも事実。そのため口臭ケア指導と並行して、栄養指導を行い、患者さんの栄養バランスを良くすることで弱っているメンタルを改善していくことが重要になります。

なぜ栄養と口臭が関係するのか。一見、栄養素と口臭は無関係に見えますよね？　しかし、実は栄養素と口臭は、「不安」や「恐怖心」というキーワードで強く結び付いています。

人間の思考、感情、行動は、すべて「神経伝達物質」という特別な物質が、脳細胞から脳細胞へ伝えられることで起こっています。そして、この神経伝達物質の材料はタンパク質を分解してできたアミノ酸です。また、神経伝達物質を合成、分解するのにはビタミンやミネラルが欠かせません。

4

この神経伝達物質には、次のようなものがあります。

・気分を落ち着かせるセロトニン
・やる気を出すドーパミン
・集中力を上げるノルアドレナリン
・睡眠と覚醒を行うメラトニン
・興奮し過ぎを抑えるGABA（γ-アミノ酪酸）

つまり、これらが少なかったり多かったりすることは、感情に大きく影響するということなのです。さらに、これら神経伝達物質が生成される流れ（代謝）は、次のようになります（図4-1）。

例えば、ドーパミンは、やる気や楽しさ、集中力といった作用をもたらす神経伝達物質です。脳内報酬系の活性化において中心的な役割を果たし、一般的な覚醒と目標志向の行動を増加させ、アイデアの生成、運動制御、認知に関与するなど、前向きに人生を切り開くために、とても重要な神経伝達物質です。

図4－1　神経伝達物質が生成される流れ

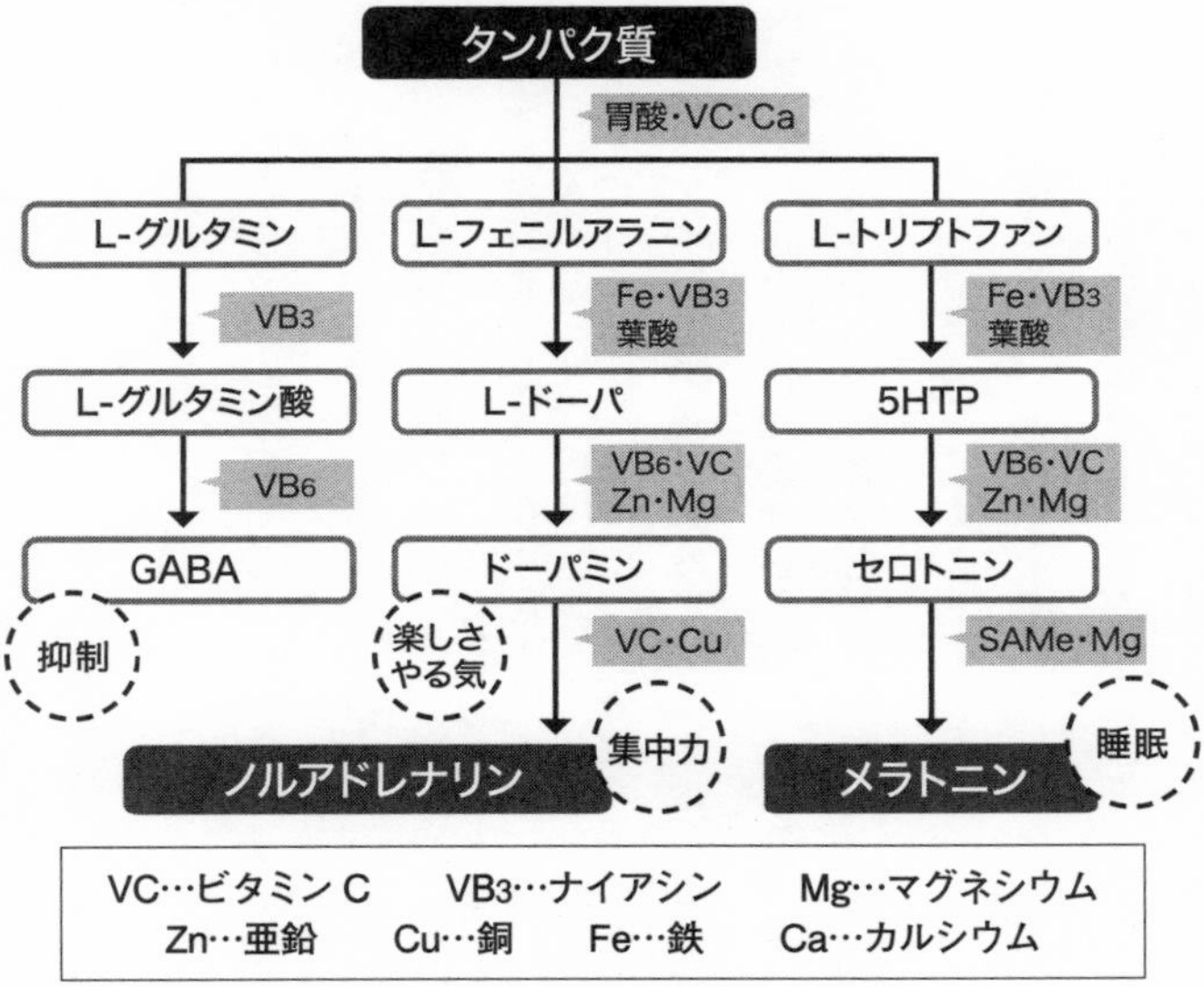

出典　臨床分子栄養医学研究会テキストより一部改変

もし、これが不足してしまったら、どうなるでしょうか？

図4－1を見ていただくと、フェニルアラニンからドーパミンに変換されるには、葉酸、鉄、ナイアシン、ビタミンB_6といったビタミンやミネラルが必要です。

つまり、これらが不足すると、ドーパミンに変換されず不足して、何をする気も起こらず、気分が減入ったり、仕事や勉強に集中できずミスが多くなったり、不安に襲われたりしやすくなります。

また、幸福感をもたらせ、精神を安定させるセロトニンは、トリプトファンから変換されます。そのため、ドーパミンと同じように、補酵素であるビタミンやミネラルが不足すると変換されません。

さらに、セロトニンは眠りを促すメラトニンに変換されるため、セロトニンが不足するとうつやパニック、癇癪持ちといった精神状態に陥りやすくなるとともに、睡眠障害も引き起こすことになります。しかも、フェニルアラニンやトリプトファンは必須アミノ酸で、体内で作ることができません。つまり、タンパク不足の影響をもろに受けることになるのです。

このような仕組みから、ビタミンやミネラルが精神の安定には欠かせないことがお分かりいただけたと思います。特にビタミンB_6はかなり重要な役割を果たしていますが、これには腸内環境が大きく関わっています。なぜなら、大腸に常在する腸内細菌の中にビタミンを合成する能力を有する細菌が存在し、ビタミンB群やビタミンKが、腸内細菌により産生されているからです。

ですから、腸内環境が悪いと、気分障害やうつ病を引き起こしやすくなるのです。

この腸内環境を悪化させる原因は、加齢、食生活、ストレス、便秘などが挙げられます。特に精神的ストレスは善玉菌を減少させて腸内環境を悪化させます。

口臭患者さんは、常に「口臭がして人に迷惑をかけていないだろうか」という不安からくるストレスに長期間さらされています。ですから腸内環境が悪く、便秘や下痢がちの人がとても多いのです。

逆に言えば、プロバイオティクス（有用な微生物を取り入れることができる食品類）などで腸内環境を整えれば、ストレス耐性を上げ、不安を軽減することができるとも言えるのです。

このような背景から、私は栄養学的な側面、つまり腸に注目することで患者さんのメンタルの強さを取り戻し、「口臭が出ているに違いない！」という思い込みを少しでも軽減しようと考えたのです。

4

腸漏れで口臭は強くなる……まずは4つのフリーをやってみる

口臭に大きく関係するのが、「腸漏れ（リーキーガット）」です。「腸漏れ」という言葉を初めて聞く人も多いでしょう。

腸漏れとは、分かりやすく言うと「腸のバリアが緩んでしまい、通してはいけない未消化タンパク質や毒物、細菌やウイルス、老廃物などが血液中に入ってしまう状態」のことです。これらは身体にとって毒ですから、異物反応として炎症が起こり、肝臓では解毒で凄まじく負担がかかります。

これにより、肝臓のキャリーオーバーが起こり、アンモニアを尿酸へと変換する処理が滞こおり、下水臭や尿臭が口臭として出てきます。

ですから、肝臓の負担となるような要因は、できるだけ排除することが口臭予防にとって必要なのです。

また、噛み合わせが不良だったり歯がなかったりして食べ物を噛む力が弱まると、無意識のうちに食べやすく、すぐにエネルギーになるパスタやパン、ラーメン、お菓子やスィーツなどに食事が偏ったり、繊維の多い肉、魚などを食べると消化不良を起こしたりします。腸の中には大量の未消化物が溜まり、悪玉菌が増加して有毒ガスが発生するようになるのです。

この有毒ガスは、通常、肝臓で分解されますが、リーキーガットによってその処理能力が落ちると、おならや体臭となって排出され、それでも排出しきれなかったガスが肺に侵入し、吐いた息が便臭として臭うようになるのです。

4つのフリー

腸内環境が悪くなり出る口臭を消すために、するべきことは

1. リーキーガットを引き起こすような飲食物を避けること
2. 消化を助ける
3. 善玉菌を育てる
4. 腸の修復を促進する

4

となります。

ここではまず1のリーキーガットを起こし、腸内環境を悪くする飲食物を避けるとについてご説明します。

私は患者さんに「口臭を予防するために4F《よんえふ》に挑戦してみましょう」とお伝えしています。「F」はフリーの略語で、食べ物がその成分を含まないという意味です（例えばアルコールを含まない飲み物をアルコールフリーと言います）。食生活においては、その成分が含まれる食べ物を避けるという意味になります。

①グルテンフリー

口臭に悩んでいる方に避けていただきたい4Fの1番目が、グルテンです。

グルテンとは小麦粉に含まれる「グルテニン」と「グリアジン」という2種類のタンパク質が水と一緒にこねることでできる成分です。

グルテンには、食品に粘り気と弾力を与える効果があり、パスタやラーメンのモチモチした食感や、パンのフワフワとした食感は、グルテンの働きをよるものです。ほかにもマカロニ、ピザ、ラーメン、そうめん、餃子、スポンジケーキ、クッキー、ホワイトソース、麩、衣に小麦粉やパン粉を使用した揚げ物など、非常に幅広い食品に含まれています。

グルテンは消化しづらく、リーキーガットや腸内環境の悪化を引き起こします。

また、血糖値を急激に上げたり、オピオイド受容体と結合しモルヒネ様作用をもたらすため、中毒性や興奮作用が疑われています。

グルテンの影響による不調は、アトピー性皮膚炎や喘息など、目に見えて分かるアレルギー反応もあれば、頭痛や腹痛、倦怠感、肌荒れなど自覚しにくい症状もあります。

そのため、小麦製品を避けるのはかなりつらいかもしれませんが、口臭に悩んでいる方は挑戦する価値があります。

ちなみに、小麦によってリーキーガットが起きるのは、次のような仕組みです。

まず、小麦タンパク質であるグルテンは、体内でグリアジンとグルテニンに分解されます。このグリアジンが腸内の上皮細胞に結合すると、上皮細胞内に

図4-2　グルテンフリー

LGS（リーキーガット症候群、intestinal permeability）

何らかの原因で腸管バリアが慢性的に破たんし、微生物やその毒素、
未消化物など比較的大きな物質が透過すること。

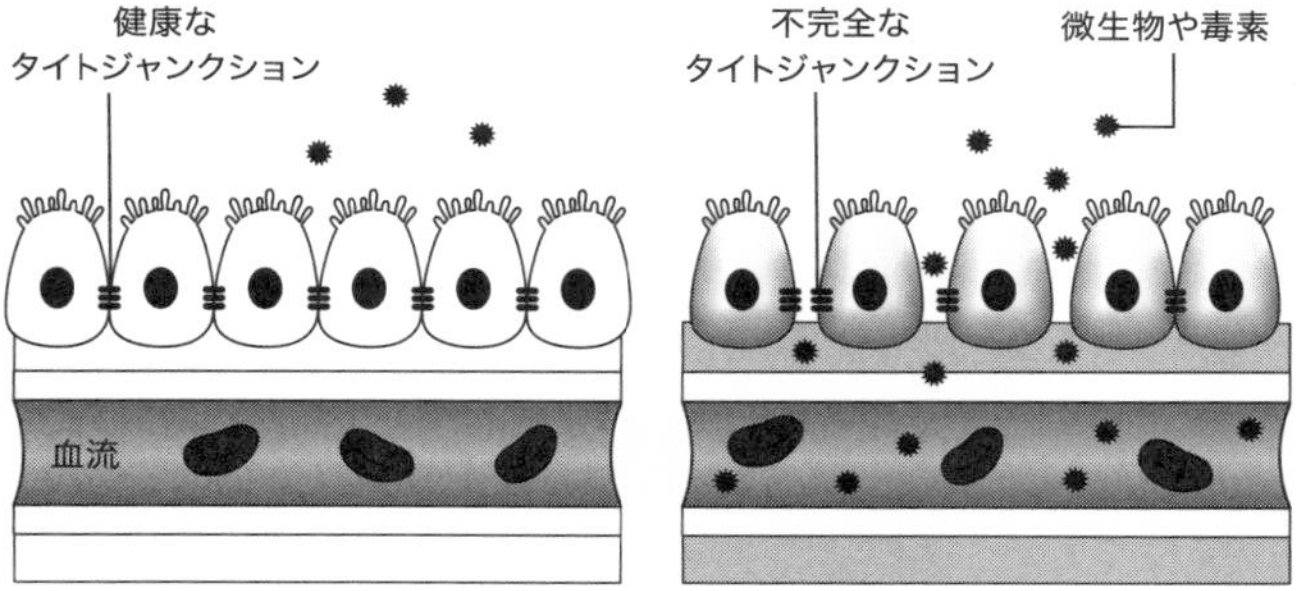

出典　内山葉子『おなかのカビが病気の原因だった』マキノ出版、p47、2018年より著者作成

信号が送られ、ゾヌリンというタンパク質が過剰に分泌されます。

分泌されたゾヌリンは、上皮細胞に改めて結合して信号を送ります。その結果、腸壁のタイトジャンクションを形成している腸管壁細胞同士の結合が緩んでしまうのです。

これによって腸内環境は悪化しガスが発生します。そして、発生したガスは腸管を通り抜けやすくなっているため口臭につながります（図4-2参照）。

私は患者さんに最低1カ月、できれば3カ月グルテンフリーの食生活を送ってみてくださいと伝えていま

す。このくらいの期間、完全に小麦製品を断つと、はっきり身体や口臭の変化が分かるからです。

②カゼインフリー

口臭に悩む方に避けていただきたい4Fの2番目は、乳製品（牛乳、チーズ、ヨーグルト、アイスクリーム、スキムミルク、牛乳由来のプロテイン、カゼイン塩など）です。最近は牛乳をかけたシリアルや、ヨーグルトが朝食代わりの方も多いので、驚かれるかもしれません。

しかし、牛乳に含まれるカゼインは、腸の炎症を引き起こしやすく、消化能力を低下させてしまいがちです。カゼインは、牛乳の80パーセントを占めるタンパク質で、大きく分けるとα、β、κ《カッパ》の3つのタイプがあります。牛乳のカゼインはその混合型ですが、その多くはα型です。

ちなみに、人間の母乳の分解酵素はβ型ですが、赤ちゃんが2歳前後で、母乳の分解酵素は急激に減少してしまうそうです（**図4－3**参照）。

従来、牛乳は栄養価が高く、薬として使われていたほどでした。それが現在

図4-3　カゼインフリー

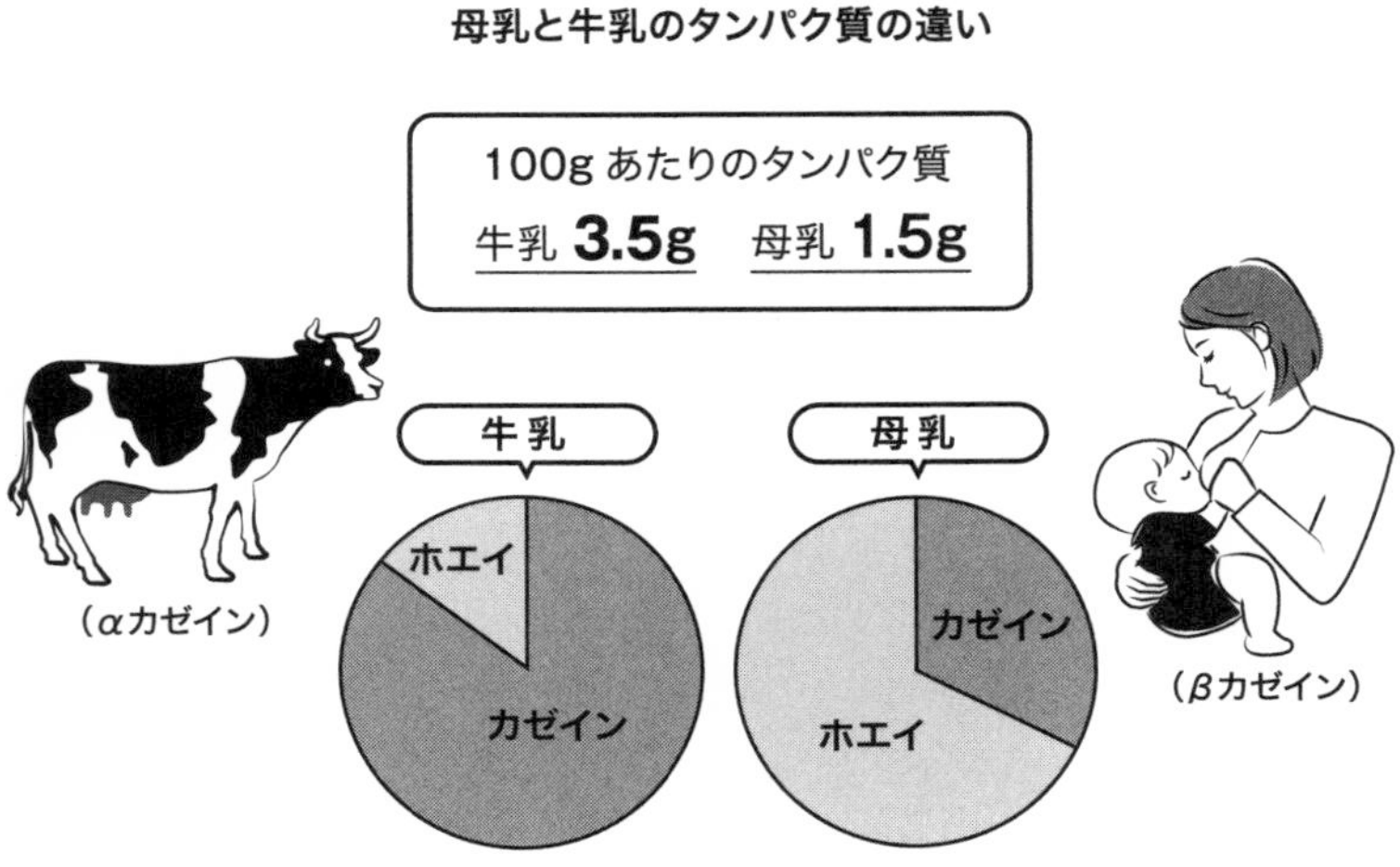

著者作成

は真逆の評価となっている理由は、高温殺菌されるためです。食中毒を避けるためには仕方のないことなのですが、高温殺菌は、ビタミンや、牛乳を分解するための酵素も活性を奪ってしまいます。もしどうしても乳製品が欲しい場合は、やぎのミルクが母乳に近く、アレルギーを引き起こしにくいとされています。その他、アーモンドミルクやオーツミルクもアレルギーを引き起こしにくいため試してみると良いでしょう。

また、牛乳やヨーグルトなどの乳製品は、硫黄化合物や窒素化合物を多く含むため、口内細菌によって分解される際、腐ったような不快な臭いを発生させます。ですから乳製品は口臭が気になる人は避けた方が良いですし、乳製品をとった時は口臭ケアが必須となります。

③シュガーフリー

特段、何もないのにイライラしたり、不安がついて回ったりしたことはありませんか？　このように感情の起伏がコントロールしづらくなるのは、脳のエネルギーが不足しているサインです。脳にエネルギーが足りなくなると、感情の働きを担っている前頭葉のコントロールが効かなくなるからです。お腹が空くとイライラする、と言えば分かりやすいでしょうか。

お腹が空いた状態とは、簡単に言うとエネルギー不足です。この状態は生命にとって危機的状況となるため、交感神経優位になります。それによりアドレナリンやコルチゾールなどが分泌され、血糖値を上げようとします。これがイライラの正体です。

イライラした時に甘いものを食べたり飲んだりすると落ち着くのは、糖質が速やかにエネルギーに転換されやすいからです。すると、脳は甘いものだけを習慣的に求めるようになります。より糖度が高いもの、味の濃いものを欲しがるようになるのです。

これらは急激に血糖値を上げるため、過剰なインスリンによって血糖値が下がり過ぎ、ノルアドレナリンによって上げて、再度インスリンで下げるといった血糖値の乱高下が起こります。これにより、エネルギーが作りにくい身体になっていくのです。

このように、ストレスの捌《は》け口として甘いものを飲んだり食べたりしていると、甘いものに取り込まれてしまいます。身体に甘いものを常に要求され、イライラするようになってしまうのです。

実際に、血糖値が乱高下する「血糖異常」が精神症状の主な原因であり、抑うつ症状とインスリン抵抗性には正の相関が見られたという論文も出ています（『50-70歳の中国人3286人を対象に調査』2008年）。

また慢性ストレスは、副腎疲労（HPA軸機能障害）を引き起こします。それを助長するのが、低血糖なのです。なぜなら、副腎疲労でコルチゾールが出にくくなると血糖値のコントロールが難しくなり、朝スッキリ起きられなくなる。いつも疲れてイライラする。ついにはひどい落ち込みから、うつ病になってしまう。少しでも楽になりたくて、またお菓子やジュースで小腹を埋めて血糖値の乱高下を引き起こして、体も心も痛めつけていくのです。

さらに、砂糖は口内の虫歯や歯周病の原因となり、歯茎の炎症も起こしやすくします。口内の悪玉菌も増やすため、その一部が腸内に侵入して、腸内環境を悪化させることもあります。

なお、どうしても甘味が欲しい場合は白砂糖ではなく、精製されていない砂糖（黒糖、甜菜《てんさい》糖、ラカン果糖）などを使うことで、急激な血糖値の上昇を防ぐことができますので、参考にしてください。

④保存料フリー

口臭に悩む方に避けていただきたい4Fの4番目は、保存料（リン酸塩）です。対象食品も使用量も制限がないため、コンビニチェーンや食品メーカーにとって非常に都合のいい添加物です。

そのためハムやベーコン、ソーセージ、カップラーメンをはじめとするコンビニ食にはほとんど全部含まれていると言っていいでしょう。最近では「保存料（リン酸塩）」という名称は消費者に避けられるので、「調味料（アミノ酸）」「pH調整剤」「かんすい」「膨張剤」「ベーキングパウダー」「ガムベース」「乳化剤」と書かれていることもあります。

リン酸塩の用途はpHの調整、カビ発生抑制、濁り防止、変色防止、変質防止、鮮度保持、乾燥防止、接着力向上、保水性増加、食品増量、風味向上など幅広い用途があります。

簡単に言えば、いずれも食品が腐らないようにするために入っています。食品を大量生産し、長時間輸送・長期間販売するためには食品を腐らせないことが重要だからです。したがって、加工食品やコンビニ食には多量に使われています。

ところが、このリン酸塩をひんぱんに摂取すると、ミネラル不足を起こし、イライラしたりキレやすくなったりします。なぜなら、食品中のミネラルはリン酸塩と結合しやすい性質（キレート作用）があり、リン酸塩と結合したミネラルは、小腸で吸収されないまま体外に排出されてしまうからです。

その結果、ミネラル（鉄、亜鉛、カルシウム、マグネシウムなど）の不足が起き、エネルギー不足やホルモンバランスを崩し体調不良や気分障害につながるのです。

アメリカの栄養学者であるウィリアム・ウォルシュ博士は、刑務所でボランティアに参加した囚人の毛髪ミネラル検査で調査を行ったところ、銅亜鉛バランスが狂うと狂暴性が出ることを見出しています。亜鉛は２００以上の酵素の構成や酵素活性、ホルモンの合成や分泌調整、ＤＮＡ合成、タンパクの合成、免疫反応の調整などに作用し、特に脳の成長や機能に欠かせない栄養素です。

脳内では海馬、偏桃体などの辺縁系に高く取り込まれ興奮性の神経伝達を抑制する働きを持つとされています。

つまり亜鉛が不足すると、興奮性の神経伝達の抑制が効かず感情に振り回されることにより、過緊張で張りつめた精神状態になると言えます。このため「話が通じない」「言葉の揚げ足をとる」「ちょっとしたことに過剰に反応する」

4

図４-４　リン酸塩による口臭が出る仕組み

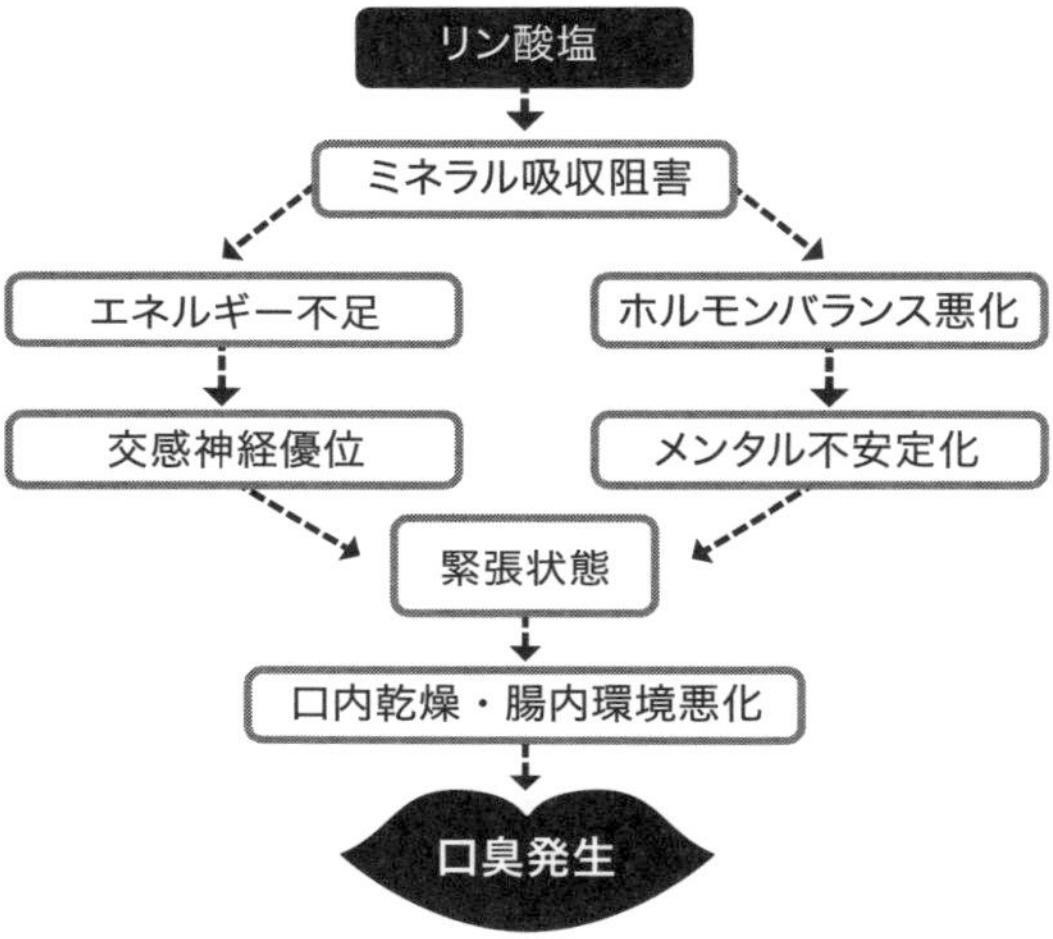

著者作成

という攻撃的な気性を持つことになります。

これは人間関係を破壊しやすく、孤独や孤立を招くことになり、さらに精神的に追い詰めるのです。この状態は交感神経優位ですから口の中はカラカラで口臭が出やすい状態になります（図４-４参照）。

結論として、口臭に悩んでいる方はなるべく加工食品やコンビニ食を避けた方が良いと言えるでしょう。

それでも調子が悪いならカンジダかも

4Fに挑戦しても調子が悪い場合、腸内のカンジダ菌繁殖を疑う必要があります。カンジダとは、体内に常在する菌の一種です。酵母形と菌糸形があり、酵母形であれば日和見菌として無害です。しかし腸内がアルカリ性に傾くと菌糸形に変化します。

この菌糸は腸管細胞に突き刺さり、細胞内のヒアルロン酸等を栄養吸収して、腸漏れ（リーキーガット）を引き起こします。この腸漏れは全身の炎症を引き起こし、腸内環境を悪化させ、ガスを発生させて口臭を引き起こします。

また、カンジダは腸内で繁殖すると、糖や鉄などの栄養素を横取りします。そのため、強力な糖質渇望を引き起こすのです。

そのほかにも引き起こされる症状として、「腹部膨満感」「グルテン依存」「ひどい疲れ」「ブレインフォグ（脳にかすみがかかった状態）」などがあります。

特に「シュガーアディクト」と呼ばれる常に甘いものを欲している状態なら、カンジダが腸内にはびこっている可能性が高いと言えます。

このカンジダは真菌のため抗生剤は効かず、抗真菌剤で除菌できます。ただ、カンジダ除菌において注意点があります。それは、除菌の際、カンジダから毒素などが放出されるということです。

なぜなら、カンジダは多くの物質を栄養にできるからです。

身体には糖はもちろん、ミネラルと呼ばれる必要栄養素も入ってくれば、水銀や鉛、カドミウムなどの重金属と呼ばれる毒も食品に含まれて入ってきます。カンジダは、それらの毒素も取り込んでいるため、除菌の際はそれらの重金属や産生物（アセトアルデヒド、アンモニア）が一気に放出されてしまいます。その結果、発熱・異常行動・吐き気・痒《かゆ》み・頭痛などの重篤な症状を引き起こす可能性があります（この現象は「ダイオフ」と呼ばれています）。

そのため、カンジダを除菌する際は、カンジダを弱らせ、腸漏れを治してからでなければ危険なのです。具体的には、次の４つが必須条件となります。

・4つのフリーを意識して、慢性疲労を改善する
・マグネシウムで便秘を改善する
・グルタミンで腸粘膜を修復する
・プロバイオティクスで腸内環境を弱酸性に改善する

なお、この状態で糖質を遮断することは最早不可能です。むしろ低血糖を避けるために、血糖値を維持し続ける「分食」、つまり1日3食＋2回の捕食を取る必要があります。

Column

食は人を良くして口臭を止める？

口臭はいろいろなガスの総合であるため、すべてのガスを分析できる口臭測定器はありません。

ただ、口臭の原因の90パーセントは口腔に原因があり、その正体は揮発性硫黄化合物（VSC：Volatile Sulfur Compounds）である硫化水素、メチルメルカプタン、ジメチルサルファイドであると言われています。そのため、これらのガスを測定して、口臭のあるなしを判断することが多いようです。

これら揮発性硫黄化合物は、口の中に生息している嫌気性菌が唾液・血液・剥離上皮細胞・食物残渣中の含硫アミノ酸を分解・腐敗することで産生されます。

これは「口臭自体が常に誰でも発生している」と言えます。

なぜなら嫌気性菌は常在菌であり、タンパク質をまったく摂らなかったとしても、剥離上皮細胞は必ず出てきて腐敗を起こすからです。

では、なぜ口臭を感じさせない人がいるのでしょうか？

それは、「ただ唾液の還流が良い時に当たっているだけ」だからです。実は、誰しも口臭は出ているのです。強く出るか弱く出るかの違いに過ぎないのです。ですから、口臭測定で無臭と判断されても、その直後に口臭を指摘されることはあり得るということになります。これは、口臭を測った時は口臭が弱かっただけで、その後、時間経過とともに強くなったからなのです。

口臭測定の数値はその瞬間を数値化したものであり、時間経過とともに常に変化しています。ですから、口臭があるなしではなく、どうやって口臭を抑えるかの方が重要なのです。

口臭で悩む人は、口臭に対する知識を多く持ち、セルフケアからプロフェッショナルケアまで受けていて、口の中はピカピカです。にもかかわらず、口臭測定をすると結構高い値を示したり、官能検査で口臭を認知できたりします。これは、口腔以外に原因のある口臭が強く出ているからです。これがブラッシングや舌磨きを頑張っても口臭が止まらない理由なのです。

私たちは口臭を病気ととらえ、原因さえ除去できれば止まると考えてしまいがちです。しかし、口臭の原因の多くは生理的なもので病気ではありません。私たちが診るべきは「健康かどうか？」です。健康かどうかを知るためには、生理機能が上手に働いているかどうかを診るべきであり、口臭が強くなったということは「健康

4

のです。

ではない」という証明です。だから疲れていたり、緊張した時に口臭が強くなるのです。

歯科医師が口臭患者さんを診る意味は、口から食べることが生理機能を上げる唯一の方法だからです。

マウスが、中心静脈から栄養を入れた場合と餌を食べた場合の、コルチゾールの出るリズムに違いが出るかどうかを調べた実験があります。中心静脈では血中コルチゾールが一定だったのに対して、食べることで日内リズムが出たそうです。

これは、ホルモンのバランスは、食事によって作られる可能性が高いことを示しています。

口臭は、よく咬んで食べることで止まるのです。

第5章

ストレスに弱くなるカフェイン

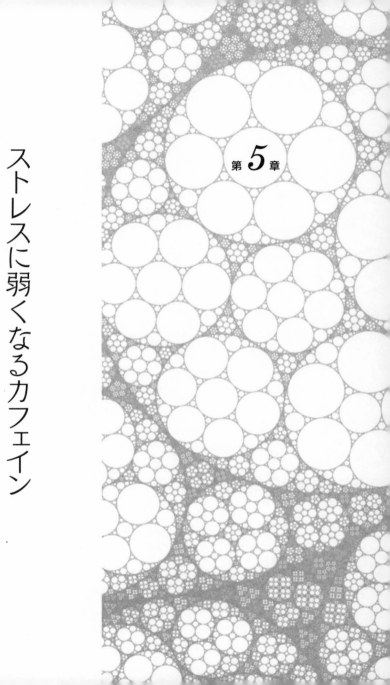

ストレスで口臭は強くなる

現代人の毎日は、いろいろなストレスにさらされています。朝晩の通勤ラッシュ、仕事上のプレッシャー、会社・家庭・友人との人間関係、結婚・出産・子育てなど、ストレスのタネはいくらでもあるでしょう。

これらのストレスも、実は口臭に大きく影響しています。その仕組みは次の通りです（**図5－1**参照）。

人間はストレスを感じると、脳にある視床下部が「副腎皮質刺激ホルモン放出ホルモン（ＣＲＨ）」を出します。すると、それを受けて同じく脳にある下垂体前葉から「副腎皮質刺激ホルモン（ＡＣＴＨ）」が出て、副腎（腎臓の上にある小さな臓器）に抗ストレスホルモンであるコルチゾールを出すように命令します。このホルモンの働きによって、私たちはストレスを軽減しているわけです。

ストレスを感じると人間の身体は興奮状態、いわゆる交感神経優位な状態に

図5－1　身体のストレスに対する反応

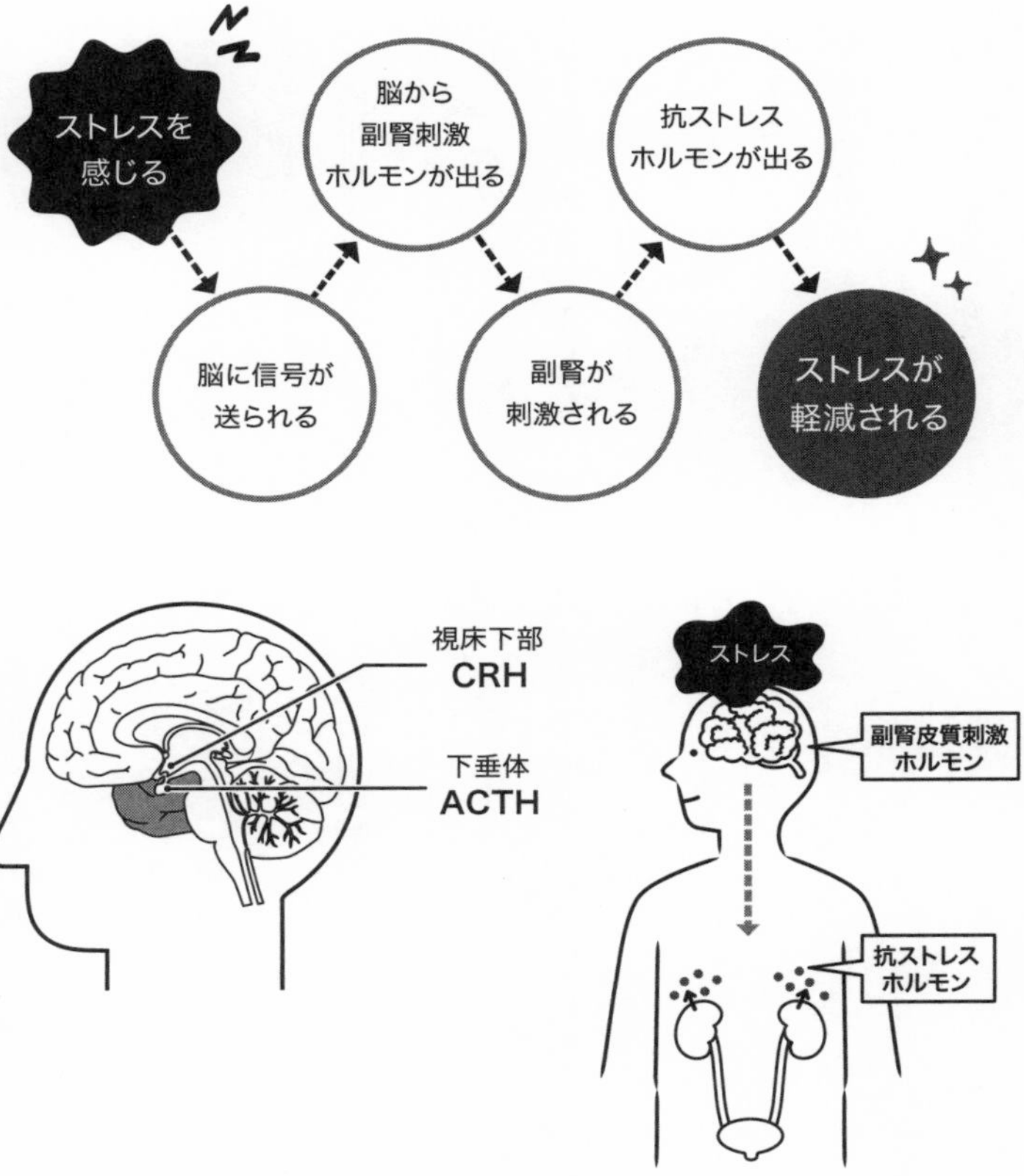

著者作成

5

なります。そうすると、唾液が減り、胃腸の消化機能が抑制されます。

反対にストレスが軽減されると人間はリラックス状態、いわゆる副交感神経優位な状態になります。この時、唾液は増え、胃腸の消化機能は促進されます（著者注：交感神経と副交感神経は自律神経と呼ばれるもので、身体のさまざまな機能を自動的に調整してくれています）。

簡単に言うと、ストレスを感じると口の中の唾液が減りカラカラになり、唾液はネバネバして口臭を発生。胃腸は消化不良状態になるということ。逆にストレスが軽減されれば口の中が潤い、お腹は快調になるということです。

ところが、慢性的にストレスを感じていると、**図5－2**のように抗ストレスホルモンの分泌量が減り、私たちのストレスが軽減されなくなってしまいます。その結果、口臭が出てしまうのです！

簡単にまとめると、ストレスが溜まりすぎると口の唾液が減りガスが発生。胃腸も消化不良になってガスが発生し、それらが口臭になるのです。

このような理由から、ストレスや生活習慣が原因の口臭は、そのストレスの源や日々の生活を見直さなければ消すことができないと言えるでしょう。

図５－２　ストレスによって口臭が出る仕組み（HPA 軸機能障害）

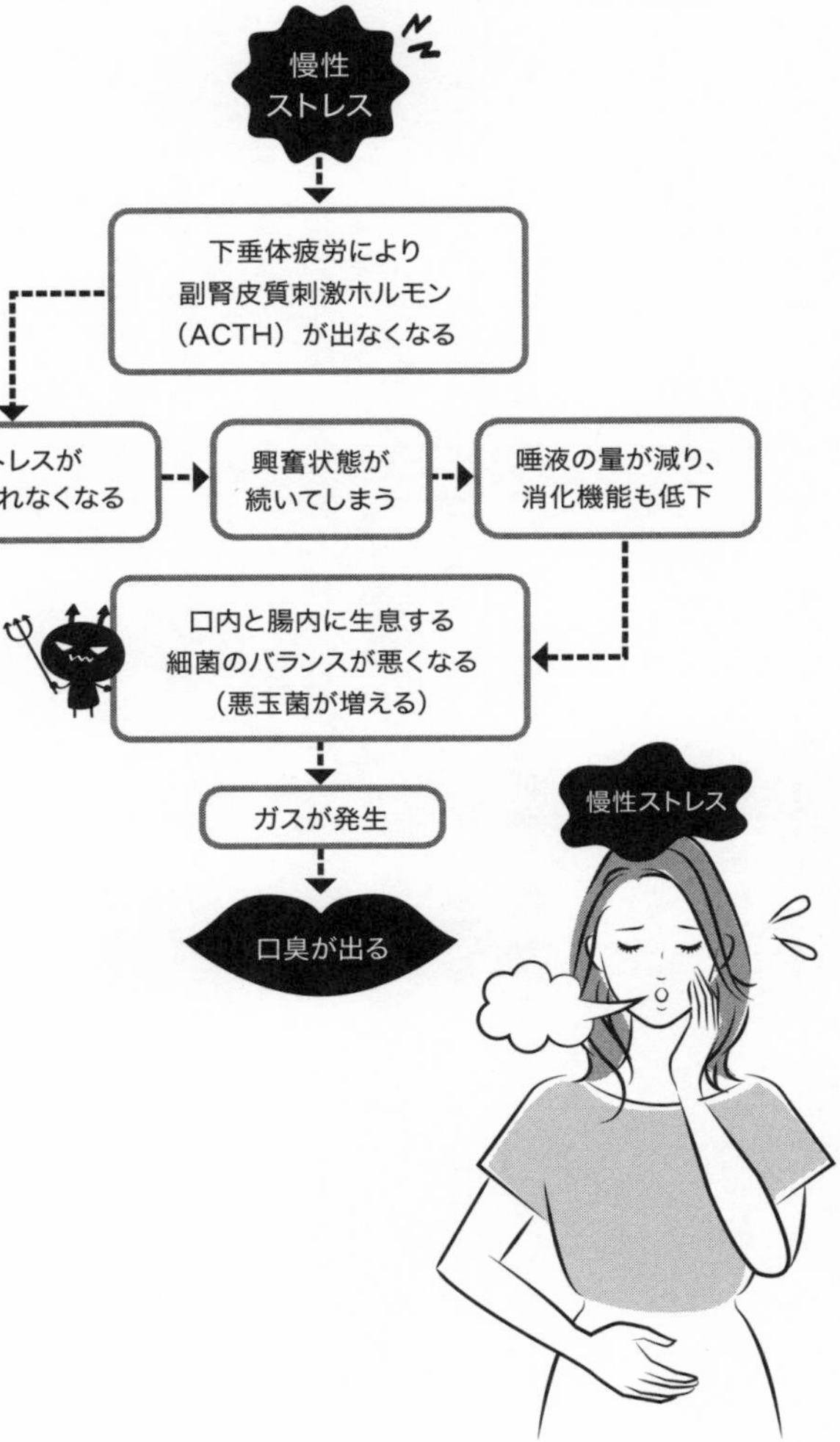

著者作成

コーヒーよりカフェイン含有量が多い玉露

コーヒーが口臭を強めるということは、第1章でお話をしました。ここでは、カフェインが身体にどのように影響して、口臭を強めているのかについて、ご説明したいと思います。

「日本食品標準成分表2020年版」には、コーヒーやお茶の浸出液100グラム当たりのカフェイン含有量として、コーヒーでは60ミリグラム、せん茶・ほうじ茶・ウーロン茶では20ミリグラム、玄米茶などでは100ミリグラム、紅茶では30ミリグラムといった目安量が示されています。意外なところでは、玉露のカフェイン含有量は160ミリグラムと飛び抜けて高くなっています。

カフェインは、一時的に眠気が取れたり疲労感が抜けたりして、元気が回復したように感じることがありますが、これは身体を回復させているわけではなく、脳の中枢神経を興奮させて身体に無理をさせているだけです。

ですから、過剰に摂取すると、めまい、心拍数の増加、震え、下痢、吐き気等にとどまらず、致死的不整脈による死亡例が報告され、社会問題になっています。

カフェインは、直接副腎を刺激します。そうすると、副腎からアドレナリン、ノルアドレナリン、コルチゾールといったホルモンが放出されます。これらのホルモンにより、身体は興奮モードに入り、血糖値や血圧を上げて、一時的に元気になったような感覚になるのですが、それは、元気の前借りに過ぎません。

そもそもこれらのホルモンは、ストレスがかかった時に出る緊急用ホルモンですのでカフェインを常飲、多飲しているとコルチゾールの出が悪くなってきます。なぜなら、コルチゾールが出すぎて脳内にあふれると、海馬（学習や記憶に大きく関わる器官）の神経細胞が破壊され、萎縮してしまうからです。

それを避けるために、下垂体から副腎にコルチゾールを出すホルモンである副腎刺激ホルモンの分泌を抑制するのです。これが副腎疲労（正しくはＨＰＡ軸機能障害）で、いわばサーキットブレーカーが働いている状態です。

5

次のような症状に多くあてはまる方は、副腎疲労かもしれません。

・朝起きられない。コーヒーなどを飲まないと頭が働かない
・疲れやすく、仕事が終わると倒れそうになる
・眠りが浅い。夜中に目が覚める
・記憶力・集中力が急激に衰えた
・ストレスを感じることが多い
・めまいがする。頭がクラクラする

副腎疲労を起こすと、コルチゾールの分泌が滞り、血糖値を維持することができません。これはエネルギー切れを意味します。ですから、副腎疲労を起こすとすぐに疲れ、元気が出ないのです。副腎疲労を起こしている人がカフェイン中毒になりやすいのは、カフェインで活性化させないと動けないからです。

エネルギー切れを起こして疲れていると、当然、生理機能は低下し、唾液の質や分泌量も低下します。このために出るのが疲労時口臭です。

カフェイン中毒から抜け出すのは、なかなか大変なものですが、体調の変化を如実に表しているのが口臭です。そこで、体や脳が悲鳴を上げている結果が口臭だと考えれば、カフェインを絶ってみるのも必要だと思います。

ファストフードが主食？　新型栄養失調で口臭が出る

すべての人に当てはまる、「口臭を消すにはこれを食べれば良い！」という食べ物はありません。もちろんその通りなのですが、やはり栄養不足は口臭につながるので、いろいろなものをバランス良く、しっかり食べた方が良いことは強調しておきたいと思います。

ファストフードのような、カロリーは豊富でも必要な栄養が不足するものばかり食べていると「新型栄養失調」になり、それが口臭につながります。

新型栄養失調とは、食事による「カロリー」は足りているのに、タンパク質、

5

脂質、ビタミン・ミネラル・食物繊維など必要な栄養素が不足している状態のことです。その代表例が「ジャンクフード」です。ジャンクとは「クズ」という意味で、「栄養価のバランスを著しく欠いた調理済み食品」を指します。スナック菓子や清涼飲料水、インスタント食品やファストフードなどが挙げられます。

これらの食品は、コンビニなどで簡単に買うことができ、いつでも食べられ、すぐに血糖値を上げられるため非常に便利です。しかし前述した通り、エネルギーをたくさん作るためには炭水化物以外のタンパク質、脂質、ミネラルやビタミン、食物繊維が必要になります。特に、現代人はミネラル、ビタミン、食物繊維が圧倒的に足らないと言われています。

例えば異性化糖と呼ばれる高フルクトース・コーシロップは「果糖ぶどう糖液糖」とか「ぶどう糖果糖液糖」と表記されていますが、多くのジャンクフードや清涼飲料水に入っています。一見、カラダに良さそうな栄養ドリンクやヨーグルト、乳酸菌飲料はもちろん、普段料理で使用する調味料にまで入っています。

この異性化糖は、血糖値を急激に上げ、脂肪肝まっしぐらと言われるくらいAGEs（終末糖化産物）を作り、炎症を起こすため、糖尿病や歯周病を悪化させます。当然、口臭に反映されるのは言うまでもありません。

また、糖質の分解にはビタミンB_1が大量に消費されるため、ミトコンドリアでエネルギーを作る働きができず、エネルギー切れを起こします。このため、疲れやすい、風邪を引きやすい、肩が凝るなどの体調不良を引き起こしてしまいます。

これは、自律神経のバランスやホルモンバランスを崩して、腸内環境を悪化させ口臭を強くさせたり、不安も増大させたりするのです。

口臭治療において、「何を食べているか」が結構大事である理由は、これまで述べてきたように、食生活や生活習慣で口臭や不安が強くなるからです。口臭患者さんの食生活は、ストレスでエネルギーが枯渇していることが多く、自分で調理することはもちろん、よく噛んで食べる気力さえない方がとても多いのです。この副腎疲労が強い状態では「自分で料理して食べてください」などと言ってはいられません。

5

ですから、血糖値を急激に上げてしまうお菓子やジュースなどをやめ、おにぎり、サツマイモなど食物繊維の多い食事に替えたり、シチューや野菜スープ、具だくさんの味噌汁などで栄養を少しでも取ってもらうように指導しています。

そして、消化能力を取り戻すためには、アミノ酸が必要です。消化酵素がアミノ酸から作られるため、ＢＣＡＡやＥＡＡなどの多種類のアミノ酸サプリメントを摂ることが重要になります。

また、胃がタンパク質をスムーズに消化するために、次のようなポイントも参考にしてください。

・胃酸を作るために塩酸ベタインサプリを摂る
・消化酵素サプリを摂って消化を助ける
・アミノ酸が豊富な豚骨や鳥ガラなどを煮込んだボーンブロス（だしスープ）を飲む
・良い姿勢でよく噛み、蠕動運動（機械的消化）を促す
・食事中、冷たい飲み物を飲み過ぎない

図5－3　歯肉出血はコラーゲン合成がうまくいっていない

タンパク質 ＋ **ビタミンC** ＋ **鉄分**

B6

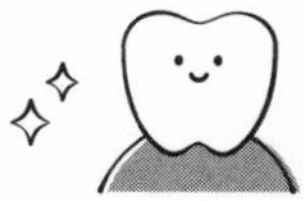

ビタミンC	
アセロラ	800mg
キウイフルーツ	140mg
レモン	100mg
柿	70mg
ピーマン	150mg
ブロッコリー	150mg
ほうれん草	60mg
キャベツ	47mg

鉄分	
豚レバー	13.0mg
しじみ	8.3mg
ビーフジャーキー	6.4mg
赤貝	5.0mg
ほっき貝	4.4mg
牛レバー	4.0mg
あさり	3.8mg
ホタテ	2.2mg
牡蠣	2.1mg

著者作成

・リラックスして食べる
・お酢やレモンを利用する
・植物性タンパク質は動物性タンパク質を加えると吸収しやすくなる（例：豆腐の入った豚汁など）

ちなみに、タンパク質が不足すると歯茎から出血し、口臭につながります（血生臭い臭いが出ます）。歯茎やそこに走っている毛細血管はコラーゲンというタンパク質からできているため、タンパク質不足の影響を受けやすく、ブラッシング圧などの刺激や食べ物の咀嚼刺激で簡単に出血するのです。これは体内でコラーゲンの合成がうまくいっていないこと、

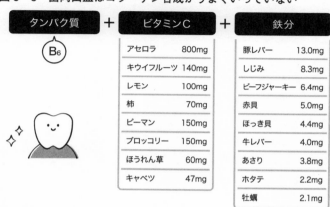

具体的にはタンパク質・ビタミンC・鉄分の不足を示しています。

もし、歯茎からの出血が気になるようであれば、**図5-3**の食品リストを食事の際、参考にしてみてください。

Column

タンパク質不足で舌が大きくなる

歯科医師がこんなことを言うのも変ですが、歯がなくても人は生きてはいけます。

現代では、歯は直接生死に関わる臓器ではないからです。だから多くの人が痛くない限り、虫歯や歯周病で歯がなくなっても放置しておくのです。

ですが、絶対に健康にはなれません。なぜなら、タンパク質を消化できないからです。

タンパク質は、身体を作る材料になる栄養素です。血液から骨、筋肉、臓器などのほとんどが、タンパク質から出来ています。当然、食べ物を消化するための消化酵素やミネラルを運ぶのもタンパク質なのです。

「タンパク質が足りていないですよ」と言われても、ピンとこない人が多いのは、「タンパク質摂取不足」と「タンパク質代謝不良」の2つがあるためでしょう。

「肉や魚もよく食べているのに……」と通常の人は思っているので、まさかタンパク質が消化吸収されずに出ていってしまっているとは夢にも考えません。

しかし、歯科医師から見れば一目瞭然です。口の中を見て、舌が大きく、歯の跡

5

がついている人はタンパク質不足なのです。

このように舌が大きくなってしまうのは、持病として腎疾患がなければ、タンパク質不足によって、血中の水分を運ぶアルブミンが作られず、血管外へ水分が漏れてしまうために起こります。

通常のむくみであれば、水分や塩分、アルコールの摂り過ぎや貧血、肝疾患や腎疾患、そして心疾患などが考えられますが、健康診断で問題がないと言われていなければ、胃腸障害によるタンパク不足を疑います。

疾患としての大きな舌なら、血管性の「巨大舌」がありますが、その舌は色がどす黒いので歯科医師が見れば分かります。

唾液の成分もタンパク質で作られるため、口内炎や舌痛症も併発しやすくなります。また、歯茎や骨もタンパク質とビタミンCと鉄で合成されます。

今やスタンダードな治療になったインプラントは、顎の骨の性状と歯茎の健全性で骨支持を保っています。タンパク質不足が強くなると、インプラントの早期脱落につながるのは当然なのです。

血液検査で、代謝がうまくいっているかどうかを見るスキルが、口の中の病気予防につながる時代が、もう来ているかもしれませんね。

第6章

食いしばりが口臭を増やす

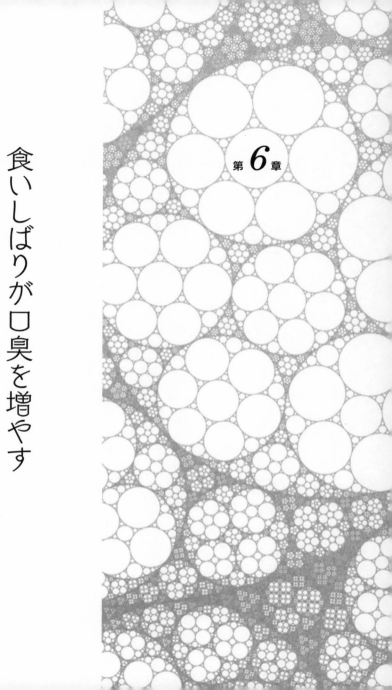

顎ズレによる噛み合わせや食いしばりが口臭を増やす

第2章で述べたように、二足歩行をしている人間にとって、下アゴは重い頭を平行に保つバランサーになっています。重い頭を頚椎で支えるには、前後左右にブレる頭と、反対の動きをする重いアゴが必要なのです。

この機能が噛み合わせや食いしばりによってズレると、一番影響を受けてズレてしまうのは首、つまり頚椎です。頚椎の中には椎間動脈が走っているため、頚椎がズレると血流障害を引き起こします。脳への血の巡りが悪くなることで肩こりや腰痛、頭痛、首の痛み、こり、めまいなどはもちろん、認知症や手のしびれ、冷えなどが起こります。

また脳内を巡る血管の血圧が足りないと、脳はコルチゾールやアドレナリンを分泌して交感神経を優位にしてしまい、副腎疲労を引き起こします。顎ズレは筋肉痛や顎関節痛を引き起こすだけでなく、精神症状の不良にもつながるの

図6－1　スポット療法（切歯乳頭の位置）

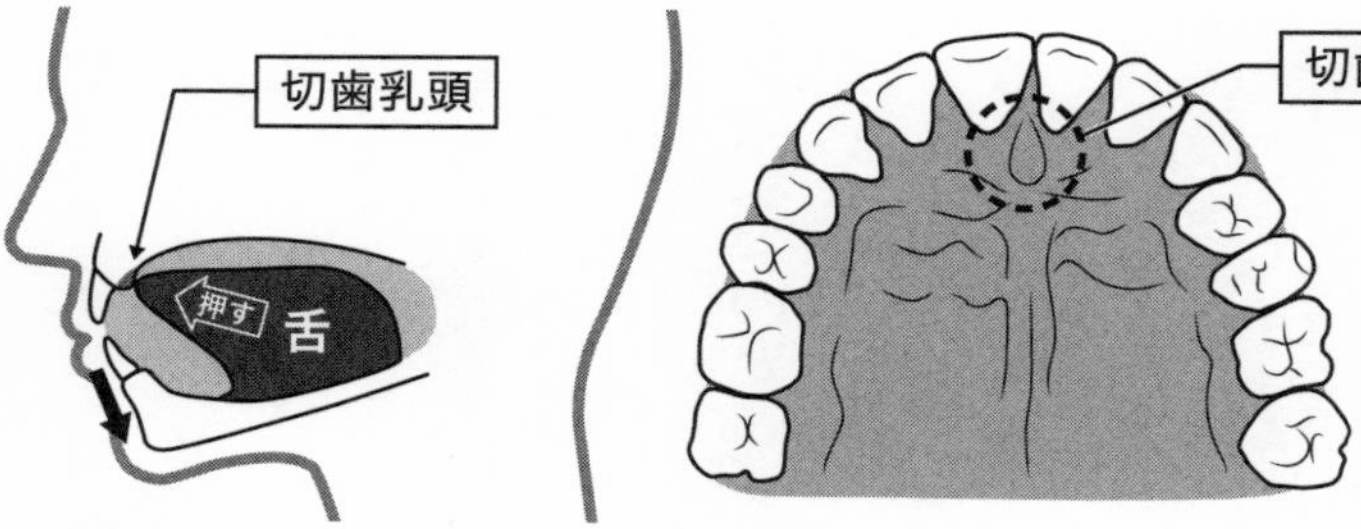

著者作成

です。

この顎ズレは「安静空隙《くうげき》」と呼ばれる、最もバランスが取れた上アゴと下アゴに空間がある状態を、歯ぎしりや食いしばりによって消失してしまうために起こります。また安静空隙がなくなるということは、上下歯列で舌を固定して口腔の空間を圧縮するということでもあります。

舌が固定されると安静時唾液の分泌が抑えられ、交感神経優位と同じ環境になり、口の中がカラカラになります。唾液による口臭抑制が効かなくなり、口臭はますます強くなるというわけです。食いしばり＝口臭が出ると考えて、ほぼ間違いありません。

食いしばりは、舌位置を意識することで解除できます。それがスポット療法です（図6－1）。前歯の後ろに切歯乳頭と呼ばれる膨らみがあります。それを舌の先で押し上げると舌がそり返り、歯が浮くことを感じることができます。ただし、唇はくっついていることです。唇が離れてしまうと口呼吸になり、舌が乾燥して口臭が出てしまうからです。

普段からこれを意識してもらうと、口臭が出ない口が作れます。

歯並びが悪いと口臭が出やすくなる

歯並びと口臭との関連は、一見あまりなさそうに思われそうですが、強く関連する歯並びもあります。歯並びが口臭と関連する理由は3つです。

①口呼吸になりやすい
②歯周病を併発しやすい

③よく噛めないため消化不良を起こしやすい

それぞれ説明していきましょう。まず、①歯並びが悪くなるのは遺伝より環境要因が大きいのです。歯は常に微妙に動いています。それを維持しているのが唇、頬と舌の歯を押し合う力です。これを「バクシネーターメカニズム」と言います。

唇の力が弱いと、舌を前に出す力によって前歯が出てきます。これが口呼吸を誘発し、上顎は劣成長（十分に成長しなくなること）となり狭くなります。これにより、鼻腔を支える鼻中隔が歪み、鼻の通りが悪くなるため、口呼吸をさらに強めることになります。

口呼吸となれば、口腔は乾燥して唾液の力が落ち、②歯周病が悪化しやすくなります。歯周病は、唾液不足によって口腔の細菌叢のバランスが崩れることで起こります。つまり、悪玉菌が増えると、口臭も出やすくなるというわけです。

また歯並びが悪いと、片噛み癖や、顎関節症などを引き起こし、噛みづらいが故に、③消化不良となり、腸内環境を悪化させます。これがガスを出して口臭になります。

さらに腸内環境悪化は腸の炎症を引き起こし、その炎症が腸脳相関によって身体を交感神経優位にします。これが食いしばりや歯ぎしり、顎関節症を悪化させる上に舌も硬直するため唾液の還流がとまり口臭を起こします。

歯並びの悪さは、見た目だけなく口臭によってさらに対面での印象を悪くするのです。

食いしばりは糖分の摂り過ぎで強くなる

「歯が痛む」「歯が染みる」「歯肉が腫れた」「顎が痛くて開かない」……そんな訴えがあって検査しても、原因が見つからない時があります。それらは、食いしばりによって引き起こされていることがほとんどです。よく見ると、歯牙に光の加減でキラキラ光る破折線《はせっせん》が入っています。

食いしばりは重いものを持ち上げる時だけではなく、普段から上下の歯が合わさっているなら、それも「歯牙接触癖」と言う一種の食いしばりになります。これを普通の人は食いしばりだと認識していませんから、私たち歯科医師が「食いしばりがありますね」と指摘しても、「そんなことありません」と言う人が多いのです。食いしばりは、口臭も悪化させます。

さて、自分では気づきにくい食いしばりですが、朝起きた時の頭の重さ、肩こり、首こり、スッキリしない目覚めなどの自覚症状はあります。実はこれ、寝ている時に交感神経優位になることで起きています。

通常、就寝時は副交感神経が優位ですから、交感神経優位になることはありません。それにもかかわらず交感神経優位になる原因は、「夜間低血糖」です。

血糖値は食事を取れば上がり、代謝されると下がりますが、基本的に、ある程度の血糖値が保たれています。

これは夜でも同じです。寝ている間もホルモンの働きにより血糖値が保たれているのですが、このホルモンの働きが悪くなると低血糖になるため、アドレナリンやノルアドレナリンといった身体を興奮させるホルモンが放出され、血糖値を上げようとするのです。これにより睡眠が浅い、中途覚醒、食いしばりなどが起こるのです。

夜間低血糖は、普段の糖分過剰摂取が原因で、インスリン抵抗性が上がることで起こります。ですから、食いしばりを引き起こす人はたいてい甘いもの好きです。食生活改善が食いしばり改善の第一歩と言えますね。

顎ズレでも自律神経のバランスは崩れる

口元は顔の長さや形に大きく影響し、顔の美醜にも大きく関わります。下アゴが大きくなるにつれ男性らしくなり、小さいほど女性らしく見えます。アゴの大きさが同じでも、前に出ているか後ろに引っ込むかで顔が小さく見えたり、エラの張った大きな顔に見えたりします。

ちなみに、おじいちゃん・おばあちゃんの顔が短くなるのは、歯がなくなって顎が前に出てくるからで、入れ歯を取ると極端に口元のシワが増えるのは、口元の筋力が緩むことによるものです。

特に口角を上げる筋肉が弱くなると、ホウレイ線が深くなり、いわゆるブルドッグ顔になります。肌のハリが衰えることも当然ありますが、姿勢の歪みが筋膜の緩みにつながり、顔が緩みます。それも骨格を支える脊柱起立筋の衰えにより、姿勢が悪くなることで顎が前に出て、顔が緩むのです。骨盤の緩みを改善するだけで、スタイルが良くなるのも同じ理屈です。

そして、それらの元凶は噛み合わせ、顎の位置です。なぜなら、人間は二足歩行することによって骨盤を立て、さらに背骨、頸椎と骨格の中心の上に重い頭を乗せました。これは筋力だけでは支えきれず、重心のバランスを取るために下アゴをぶら下げたのです。だから力を出したい時は歯を食いしばって、首回りの筋肉を固めて頭がズレないようにするのです。寒くて歯を食いしばるのも、筋力を上げることで交感神経が優位になり、体温が上がるからです。

寒すぎて歯がガチガチ鳴ることがありますが、これはシバリングと言って、筋肉が痙攣を起こしている状態です。不随意筋を急激に働かせることで、体温を普段より6倍の速度で上げられるそうです。

つまり、筋肉とアゴと自律神経は連動しているのです。身体の安定と心の安定はアゴの位置が大きく影響していて、噛み合わせのバランスが重要なのです。

きれいな歯並びは、見た目だけではなく、心や身体のバランスを良く整え、口臭の出にくい口にしていくのです。

第7章

夜、眠れていますか？
睡眠不足が口臭を強くする

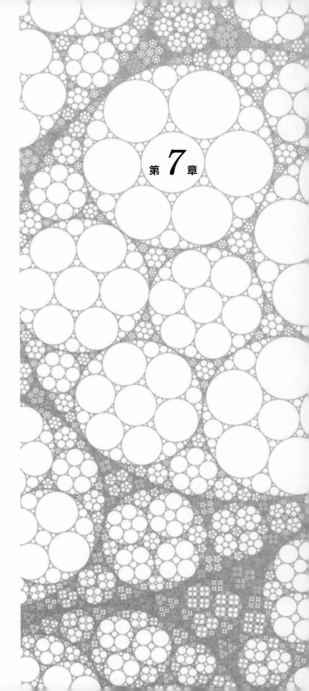

睡眠不足が口臭を強くする

口臭を減らすには規則正しい生活が欠かせませんが、規則正しい生活とは要するに「朝起きて、夜眠ること」です。夜にしっかり眠れない人は、セロトニンという物質が不足しています。私たちの身体は、朝日を浴びることでセロトニンを体内で作り出しています。

このセロトニンは太陽の光を浴びたり、運動したりすることによって分泌が進み、夜になるとメラトニンという眠気を誘う物質になるのですが、そもそもセロトニンが不足しているとメラトニンも不足します。結果として、夜、なかなか寝付けない、眠れない、という悪循環を引き起こします。

このような寝不足の状態は、交感神経と副交感神経が生活リズムに合わせて働いてくれない自律神経の異常（＝自律神経失調）につながります。

人間の身体は交感神経が優位になると活動的に、副交感神経が優位になるとリラックスするのですが、寝不足の状態では副交感神経が優位になるはずの夜間・睡眠時間に、交感神経が優位になってしまうのです。

そうなると、胃や腸の蠕動運動が止まったり、消化液が出なくなったりします。すると、消化されなかった食べ物が腸に留まり、ガスが発生してしまいます。これが朝の口臭を強くするのです。

人間の生活は、摂食・消化吸収・排泄で回っています。決まった時間に起き、決まった時間に食事をし、決まった時間に眠ることで生活のリズムが整い、自律神経の働きもスムーズになっていきます。

しかし、なかなか朝起きられないという人も多いでしょう。朝、私たちはコルチゾールというホルモンによって目覚めます。しかし、コルチゾールはストレスに対抗するためのホルモンなので、ストレスが多い人はコルチゾールがストレス対策で消費され、起床時には出にくくなります。すると、朝にスッキリと目を覚ますことができなくなってしまいます。

その場合、身体は無理やり交感神経を優位にして、アドレナリンを出して目覚めようとします。朝、眠気覚ましにカフェインが入ったコーヒーを飲み、ア

7

ドレナリンを出すのと同じ仕組みです。しかし、交感神経が優位になると口の中が乾燥するので、口臭が出やすくなります。

解決策としては、夜は早めに寝て、朝はカーテンを開け朝日を浴びること。陽光によってスムーズに交感神経にスイッチが入ります。セロトニンも生成されるので、夜もスムーズに眠りにつくことができます。その結果、腸内の消化活動が順調に進み、口臭は抑制されます。

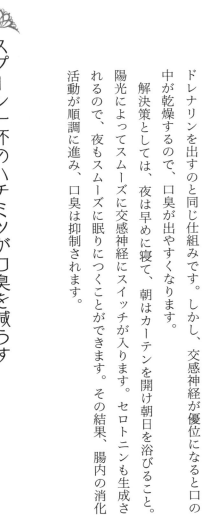

スプーン一杯のハチミツが口臭を減らす

睡眠時などにアドレナリンが分泌され、朝起きた時の口臭が高まる現象があります。この原因は、身体の中の血糖不足（低血糖）が原因ということは、前述しました。

身体が低血糖状態になる前に、穏やかに血糖値を上げることが大切になりま

図7－1　血糖値の乱高下と夜間覚醒

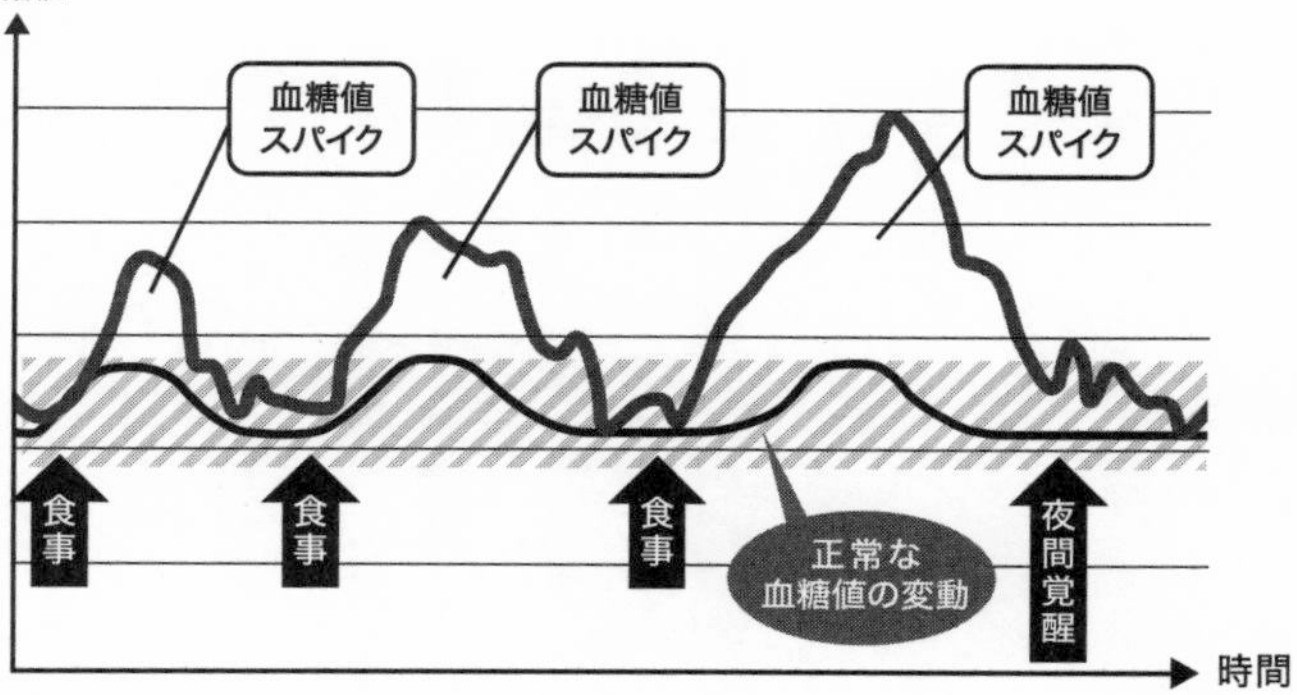

著者作成

す。

注意しなければならないのは、血糖値を上げる必要があるからといって、炭水化物や甘いもの（果物を含む）を取り過ぎると、かえって血糖値が不安定になることです。第4章のシュガーフリーのところで解説した通り、急激に血糖値を上げると過剰にインスリンが分泌され、血糖値が急上昇・急下降を繰り返す血糖値スパイク状態になってしまいます。これは低血糖症状をますます悪化させてしまいます（図7－1参照）。

そこで私が口臭に悩む患者さんにお勧めしているのが、少量で回数を増やした食事をすることや、食事と食事の間に補食をすること。それと、夜寝る前にティースプーン一杯のハチミツをなめることです（その後は必ずブラッシングしてくださいね）。

ただ、ハチミツは、ローハニーを選択してください。ローハニーとは、非加熱または45℃以下の低温で殺菌・ろ過・瓶詰された生のハチミツのことです。食物酵素を熱破壊せずに不純物のみを除去しているため、ビタミンやミネラル、酵素など、１５０種類以上の栄養素が生きたまま含まれています。

一般のハチミツは、加熱処理がなされているものがほとんどで、中には甘さを出すために、水あめを足しているものまであるのです。これでは、血糖値を急激に上げてしまうため、意味がありません。

ほかにも血糖値を急激に上げないように、食べる時はサラダ↓主菜（肉・魚）↓ご飯の順番を守り、丼ものを避けるようにもお伝えしています。これらによって、身体が低血糖状態になるのを防ぎ、口臭が出る悪循環から抜け出すことができるのです。

朝食を抜くと睡眠の質が下がる？

私のクリニックの口臭外来に来る患者さんには、必ず生活習慣調査表を書いてもらっています。それは口臭と生活習慣が密接に絡んでいるからです。特にチェックするのは、「朝食を取っているか？」です。

第3章で述べた通り、口臭外来の患者さんが朝食を取っていない確率は、20・6パーセントと、2017年の「国民健康・栄養調査」における朝食欠損率12・7パーセントを大きく上回っていました。さらに、朝食を取っていると答えていても、スムージーやトースト、コーヒーだけといった絶対的に栄養が足りていない人を含めると、朝食をまともに取っていない人が約8割にもなります。

ここが大事なのですが、朝食を欠食する習慣のある人は必ず取る人に比べて、主観的睡眠の質が、1・97倍不良になりやすいと言われています。

つまり、口臭患者さんは朝食を抜く傾向にあり、睡眠の質が悪くなり、ホルモンバランスが崩れ、不安が増大していると考えられるのです。なぜなら、睡眠に関わるホルモンはメラトニンであり、メラトニンは気分を落ち着かせ、幸福感を感じるセロトニンが変換されたものだからです。

セロトニンが枯渇すれば、メラトニンに変換されず、眠れなくなるのは当然の流れです。口臭患者さんに限らず、口腔の痛みや顎関節症なども少なからず絡んでいると考えているのは、睡眠中に食いしばりや歯軋りが起こり、中途覚醒をするからです。

２０１９年の「国民健康・栄養調査」における「睡眠の状況」の調査によると、夜間、睡眠中に目が覚めて困ったという人は25・6パーセント（調査数＝５７０２名）もいます。つまり、約２割の人が中途覚醒をしているといえ、これも低血糖により、神経伝達物質であるアドレナリン、ノルアドレナリンが分泌され、交感神経優位となるために起こります。

口臭で悩み、口臭外来に来られる人は、生活習慣の乱れから睡眠不足を引き起こしており、その結果、「口臭不安が頭から離れない」↓「口臭が強くなる」

……という悪循環に陥っているのです。

睡眠不足が不安感を強くする？

2019年「国民健康・栄養調査」における「睡眠の状況」の調査によると、1日の平均睡眠時間は6時間以上7時間未満で、6時間未満の人の割合は4割を超えているそうです。

睡眠には「脳や身体の休養」「疲労回復」「免疫機能の増加」「記憶の定着」「脳内に溜まったタンパク質のカス（アミロイドβ）の排泄」など多くの重要な役割があります。

睡眠と覚醒には3つのホルモンが大きくかかわっています。そのホルモンとは「成長ホルモン」「メラトニン」「コルチゾール」です。

成長ホルモンは睡眠に依存し、身体の成長や修復、疲れを取ります。22時から深夜2時までの4時間が分泌のピークと言われています。

メラトニンは光に依存します。朝目が覚めて、夜暗くなると眠くなるのはメラトニンの作用で、自律神経の切り替えを行い、生活のリズムを作ります。このメラトニンは、眠りを誘うほかに、抗酸化作用によって細胞の新陳代謝を促したり、卵子などの生殖機能を補助したりなど、老化防止や不妊治療にさまざまな効果を持つと考えられており、注目されているホルモンのひとつです。

最後に、コルチゾールは副腎皮質から分泌されるホルモンで、ストレスがかかると血糖値や血圧を上げて、生体がショックを受けることを防ぐ抗ストレスホルモンです。睡眠においては覚醒に関与しています。

コルチゾールは、睡眠中は抑制され、深夜3時ごろから徐々に増え明け方に多く分泌され、覚醒後30分~60分で最大となる天然の目覚ましホルモンです。

脳では毎日約7グラムの使用済みタンパク質が新しいタンパク質と入れ替わっています。つまりタンパク質のカスが出て、それをリンパが脳外へと排泄するのですが、その排除している機能が睡眠中に働くと考えられています。

これがきちんと行われないことは、慢性睡眠障害による睡眠負債の一つになります。

不眠が慢性化すると、脳卒中や心筋梗塞など心血管疾患のリスク要因となるばかりでなく、うつ病など心の病気とも関連することが報告されています。

脳は意外と脆く傷つきやすい臓器です。うつ病を引き起こす前に、光、運動、食事で生活リズムを見直すことが大事ですね。

Column

悪玉菌がうつを引き寄せる？

「試験の前になると、便意をもよおしたり下痢をする」「旅行先でよく便秘になる」など、ストレスがかかるとお腹の調子が悪くなることってありますよね。これは、ストレスによって自律神経のバランスが崩れ、消化器官が不調を来したと考えられます。

ですが、分かりやすいストレスがないにも関わらず、お腹の調子が悪くなることもあります。そして、それがイライラや何か落ち着かないといった気分障害やうつを引き寄せることもあります。

これは、腸の調子が脳への働きかけを示しているということであり、「腸脳相関」と呼ばれています。

腸脳相関とは、脳と腸が双方向的な情報伝達をしているということであり、腸の調子がメンタルに大きく影響するということです。

さて、腸の調子は腸内細菌のバランスで決まります。理想とされる腸内細菌叢のバランスは善玉菌：悪玉菌：日和見菌が2対1対7と言われています。これが崩れると、腸内環境は一気に悪化して便秘や下痢を起こすのです。

腸内細菌叢は、ヒトが消化できない食物を分解して、ヒトが吸収可能な栄養素に変換してくれています。また、免疫系を刺激して有害な細菌からカラダを守っています。そのような力を持つ菌が一般に言われる善玉菌です。

この善玉菌の一つに、酪酸菌（クロストリジウム・ブチリカム）があります。この酪酸菌は、難消化性の食物繊維やオリゴ糖を材料にして、短鎖脂肪酸である酪酸を生成します。

この酪酸は、上皮細胞を増殖させたり、粘液の分泌を促進して腸粘膜を健全に保ったり、腸が活動するためのエネルギー源になったりしています。

さらに、酪酸は抗うつ作用を有することが動物実験で明らかにされています。酪酸は、BNDF発現を増強することで抗うつ作用を発揮しており、実際に酪酸を投与されたマウスでは、海馬、前頭葉でのBNDF濃度が増加していたそうです。

BNDFとは脳由来神経栄養因子と呼ばれるたんぱく質の一種で、神経細胞の成長や再生を促す物質と言われています。うつ病や統合失調症では、海馬や扁桃体においてBNDF濃度が極端に下がることが分かっています。

つまり、お腹の調子が悪い状態が続くのは、うつ病を引き起こす一因であるということなのです。

うつ病は、脳内のセロトニン量が減少すると発症します。セロトニンは、食物中からトリプトファンを摂取しないと、体内では合成することはできません。ただ、いくら多量のトリプトファンを摂取しても、腸内細菌のバランスが悪いとセロトニンは増えません。

なぜなら、脳内にセロトニンの前駆物質を送っているのは、腸内細菌だからです。また、セロトニンの合成にあずかるビタミンB_6、ナイアシン、葉酸などのビタミンB群を合成しているのが腸内細菌です。

口臭治療を受ける人は、前述したように、ストレスを背負い込みやすいと言えます。食事に気を使うことは、心を守ることにつながるのです。

第*8*章

気を使う人ほど口臭は強くなる

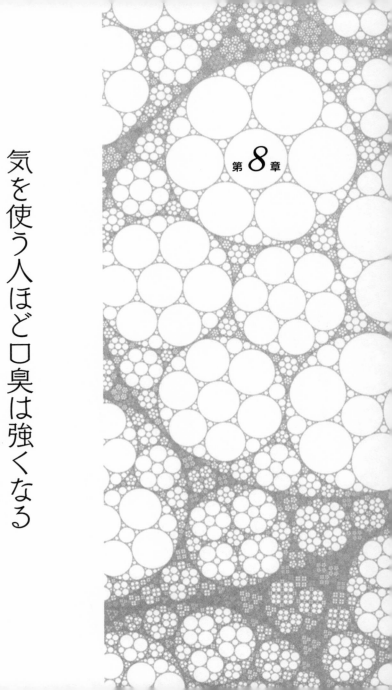

あなたにとって口臭とは何か

さて、ここまでいろいろと口臭を消すための方法について述べてきましたが、それらを実践できない患者さんが大勢います。それは、自分にとって厄介な口臭がどんな弊害をもたらし、口臭が消えたらどんな自分になり、どんな人生を手に入れることができるのか、といった自分を行動させるための目的、目標がはっきりしていないことが原因です。

人は、自分自身でその行動に価値を認め、納得できなければ動かないものだからです。価値とは、私たちが人生を歩む中で身に付けてきた価値観のことです。私たちはこの価値観に従い、物事を判断したり、行動したりしています。ただ価値観には、私たちに不利益な行動を起こしてしまうものもあります。

一見マイナスに見える価値・価値観だったとしても、そこには必ず肯定的な意図があります。例えば、目標達成を目指す過程で、なぜか破壊的な行動を取ってしまうとしたら……。

もしかしたら、自分自身が気づかないうちに、目標の達成に不必要な価値があるのかもしれません。本来であれば、自分の目標達成を自分で妨害することは考えらないはずです。にもかかわらず、破壊的な行動をしてしまう理由として、以下のような価値を持っている可能性が考えられます。

・「何をやっても無駄だ」
・「他人は信用できない」
・「自分は、幸せになってはいけない」
・「自分は幸せになるに値しない人間だ」
・「自分は、無能だ」

まずは、自分の価値観の優先順位を知ること。そのうえで、目標達成を邪魔している価値観があれば、それを見つめ直すことです。どんなに否定的な価値観でも、肯定的な意味が必ずあります。その肯定的な意味に気づくことで、価値観を書き換えることができるのです。

そのためのワークを2つご紹介いたします。是非、このワークを通して自分の価値観を発見し口臭を消すための本当の動機を再確認してみてください。

ワーク　口臭を消すための動機づけの階層化

質問1「人間関係において、あなたには何が大切（重要）ですか？」

（価値観を名詞形であげる）

回答例　信頼 ⬇ 付箋に書いて壁に貼る

質問2「人間関係において、他には何が大切（重要）ですか？」

（価値観のリストが8〜10個挙がるまで質問2を繰り返す）

回答例　安心、楽しさ、協力など ⬇ 壁に貼った付箋が10枚くらいになるまで続けよう

質問3

「あなたにとって大切なものから順番に番号をつけてください」
（質問2で挙げた価値観を重要度の高い順に並べ直す）

ワークの結果 例 **図8-1**参照

⬇ 1番目から順に声に出して読み上げていき、しっくりいくまで並べ替える。

図8-1　価値観と階層化

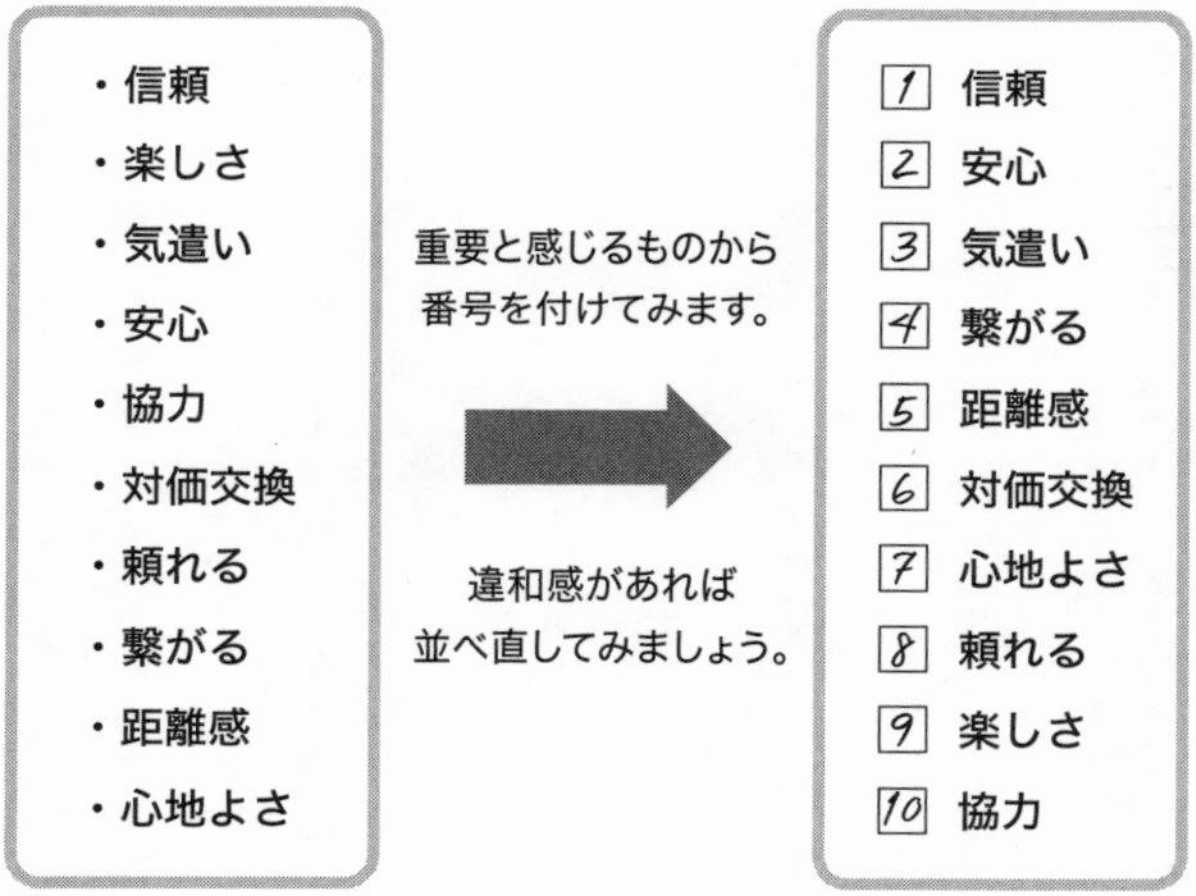

・信頼
・楽しさ
・気遣い
・安心
・協力
・対価交換
・頼れる
・繋がる
・距離感
・心地よさ
重要と感じるものから
番号を付けてみます。
違和感があれば
並べ直してみましょう。
1 信頼
2 安心
3 気遣い
4 繋がる
5 距離感
6 対価交換
7 心地よさ
8 頼れる
9 楽しさ
10 協力

著者作成

図8-1では人間関係において、信頼が一番上になっています。誰しも、信頼を損なうようなことを最も嫌い、信頼されるための自分であろうとする信念を大事にしているということが分かります。

そのため、「信頼を得るためにケアを頑張ろう」と言い聞かせると、モチベーションが上がります。逆に「楽しさ」は9番目なので、「人生を楽しむために口臭ケアを頑張ろう」と言い聞かせても、あまりモチベーションは上がらないということです。

2つ目のワークは、潜在意識にあるネガティブな価値観、つまり目標や目的を邪魔する価値観を見つめ直すワークです。

ワーク

質問1 「口臭で困ることとは、自分の価値にどのような意味があるだろうか?」

質問2 「口臭があることで得られるものは、何があるだろうか?」

質問3 「口臭がなければ、どのような価値が上がるだろうか?」

この3つの質問に、自分なりの答えを探してみてください。口臭に、価値や得られるものなんて一切ない、とバイアスをかけずに素直に取り組むことをお勧めします。思いもよらない気づきを得られるはずです。

悩んでいる期間が長いほど口臭は治りにくい

口臭を気にしている患者さんに、口臭が「ほとんどない」「まったくない」ことは珍しくありません。

そのかわり、精神的にかなり弱っておられることがとても多いのです。メンタルがダウンしているために、普通のメンタル状態なら気にしないような小さな出来事でも、「私は周りの人に避けられている！　なぜなら口臭があるからだ！」と思い込んでしまうのです。

そのような方にも、口臭が出る仕組みをお伝えし、口臭ケアの実践でアプローチしていました。

8

しかし、一部の患者さんは、聞く耳を持ってくれませんでした。それはそうですよね？　今までの自分の知識や体験と真逆のことを言われたら、受け入れられないのは当然です。口臭で悩んでいる期間が長ければ長いほど、人の話にしっかり向き合って聞ける精神状態ではないからです。

このように悩んでいる期間が長いほど、口臭に対する考え方が固定化してしまうので、理解しにくいとも言えます。そのため口臭ケアと並行して栄養指導、メンタル指導を行っていく必要があります。

HSP（敏感な人）ほど口臭はきつくなる

人の性格は、クール、情熱的、能天気、誠実、大雑把などさまざまです。その中に「心配性」というものがありますよね。これは、危機管理能力とも言える重要な性格です。心配して先読みするからこそ、危険を避けることもできます。

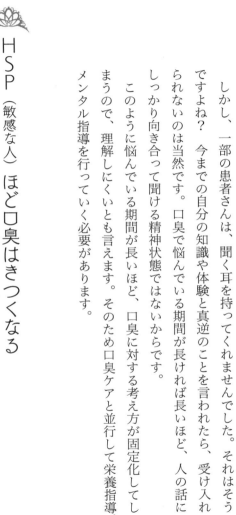

ただ、度合いが過ぎると心身共に疲弊しやすいという側面を持っています。心配性の源泉は、安全・安心を確保したいという欲求です。ですから、突き詰めると不安はどんな時でも尽きることはないのです。

不安は何らかの刺激によって惹起されます。問題は、どのような刺激であれ不安を感じやすい場合です。

例えば、赤ちゃんは刺激に反応しやすいのですが、大人になるにつれ刺激に慣れていくものです。これを馴化とか脱感作などと言います。

また、肌が刺激を受けやすい部分ほど鈍感になるように、本来は経験が増えるほど反応しにくくなるのです。

一方、いつも些細なことに敏感に反応する人をＨＳＰ（Highly Sensitive Person）と言います。具体的には、視覚や聴覚などの感覚が敏感で、刺激を受けやすいという特性を生まれつき持っている人のことです。

提唱者であるエレイン・Ｎ・アーロン博士は、ＨＳＰの四大特性を次のように定めていて、これらがすべてに当てはまることがＨＳＰの条件としています。

・D：ものごとを深く考える
・O：過剰に刺激を受けやすい
・E：共感力が高く感情反応が速い
・S：ささいな違いに良く気づく

全人口の15～20パーセント、約5人に1人はHSPと考えられています。かなりの比率で、社会に馴染んでいるといえます。共感力が高く、感情反応が高いということは、ストレスを抱えやすく不安や心配になりやすいといえます。なぜなら、これらの特性は、感覚が鋭敏であることを意味し、受けとる情報が多いため、ストレスを抱えやすくなるからです。

口臭患者さんの中には、口の違和感から口臭に対する不安を訴える人が結構いらっしゃいます。口の違和感とは、カラカラ、ネバネバ、ヒリヒリ、すっぱい、苦いなどです。

これらは、実際には口臭ではないのですが、感覚が鋭い人は、これを口臭が出ているサインであると認識してしまうのです。

・カラカラ、ヒリヒリは唾液分泌量の低下
・ネバネバは唾液環流の低下
・すっぱい、苦いは唾液の中和能力の低下

このように、唾液の量が少ないことや性状の変化などが原因です。ですから、口臭外来では唾液の検査を何種類も行うのです。唾液の量や性状は、口臭の直接の原因ではないにしても、口臭を悪化させる大きな要因となるからです。

口の違和感があるということは、それが不安のきっかけになり、緊張状態を作るということです。すると、さらに唾液が出にくくなり，食いしばるため口の中の酸性化が起こり、口臭が強くなるという悪循環に陥ります。口の違和感が不安を呼んで、またさらに口の違和感を呼んで実際に口臭を強めるという悪循環です。

ですから、口臭外来では「それは口臭ではありません」ではなく、「口臭を悪化させる原因の一つですので対応していきましょう」と言わなければならないのです。

口の違和感をなくすには、口の中の感覚を快適にして安心させる必要があります。そのために患者さんに行ってもらうのが、舌の運動と口腔化粧品（エクセレントブレスシステム）の活用です。口腔化粧品とは、口腔感覚を整えるために本田俊一先生が開発された生体に安全な製品です。

カラカラ、ヒリヒリ、酸っぱい、苦いは、緊張による食いしばりで唾液の循環が滞ってしまい、唾液の量が減ることで口が乾燥して起こります。これには、口のpHを整え、口に潤いを与えるヒアルロン酸がたっぷり入った「オラコンティ」という含嗽剤が有効です。ブレスコントロールガムを噛んでいくのも良いでしょう。

舌を磨き過ぎて乾燥している場合は、マウスコンディショナーというヒアルロン酸を多く含んだペーストを、ブラッシング時の歯磨き剤代わりに使ったり舌に塗り込んだりしてもらいます。

口や喉のネバネバが強い時は、口の中に溜まった不良タンパク質を凝固させて、喉や舌の奥の不快症状をとる「ＳＯＳＯＲＯ」という含嗽剤が効きます。

最も大事なことは、口、特に舌の緊張をとることで唾液を出して循環をさせることです。そのために、舌の運動がマストになります。

第1章でご紹介した「あいうべ体操」や、唇の裏をなぞるように円を描いて動かす舌回し運動などで、大きく改善が見込めます。地味ですが安静時唾液（刺激しなくても出る唾液）が良く出るようになります。

口臭患者さんは、口腔感覚が鋭い人が多いので、ここの環境を整えることが不安を取り除く一助となるのは間違いありません。

なお、口腔感覚改善用品や口臭ケア用品は、エクセレントブレスのＨＰかＥＢＡＣ加盟歯科医院で購入できます。

https://www.alpha-net.co.jp/system/excellentbreath/

8

身体のエネルギー不足がメンタル不調につながる

口臭外来を受診される方の多くは、精神的な不調を抱えていることがよくあります。精神的な落ち込みから、ちょっとした生理的な口臭が気になってしまい、緊張状態になってしまっているのです。つまり、いつも交感神経が優位な状態(＝口の中がカラカラに乾き、胃腸の働きもダウンする)なので、実際に口臭が出てしまう……という悪循環です。

そんな精神的な不調から脱出するためには、まず身体のエネルギー不足を解消しなければなりません。身体のエネルギー不足が慢性的な疲労感となり、精神を落ち込ませているからです。反対に、身体のエネルギーが十分で、やる気に満ちあふれている人が口臭で悩むことは非常に少ないです。これはなんとなくイメージできるのではないでしょうか(笑)。

そんなわけで、まず身体がエネルギーを作り出す仕組みを学んでいきましょ

図8-2　エネルギーを生み出す回路

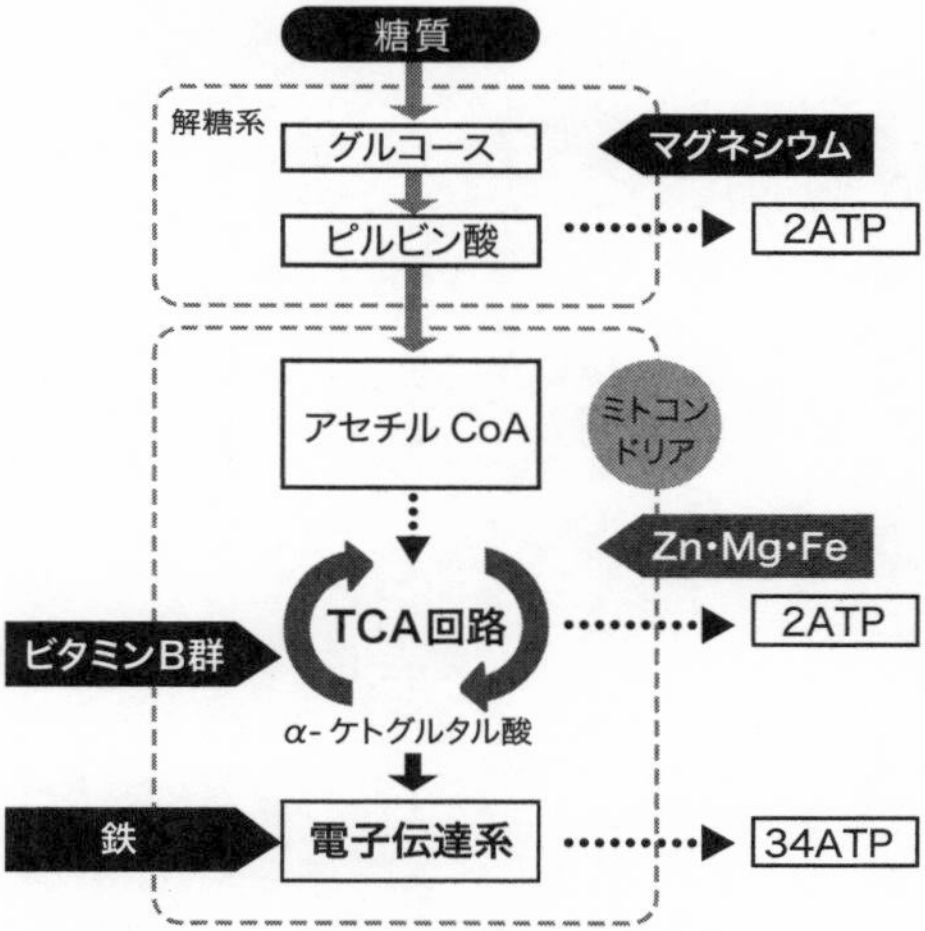

出典　甲子園栗木皮膚科クリニックWEBサイトより著者改変

う。それを知ることで、身体のエネルギー不足を解消する方法を知ることができます（図8-2参照）。

この図の中にあるATPというものが、私たちのエネルギーになります。厚生労働省の「eヘルスネット」の言葉を借りれば、ATPは「生体のエネルギー通貨」であり、筋肉の収縮などさまざまな生命活動で利用されます。

特に効率よくATPを作り出してくれるのが「TCA回路（クエン酸回路）」と「電子伝達系」と呼ばれる仕組みです。なんと合計36ATPも作り出します。この仕組みは、私たちの身体を構成する細胞の中のミトコンドリアにあります。

しかし、この仕組みを動かすためには、図からも分かる通り、炭水化物だけでなく、酸素、ビタミンB群などのビタミンや鉄分などのミネラルが欠かせません。

もし、それらの栄養素がなければ、疲労した身体は仕方なく糖質のみで動いてくれる「解糖系」から、エネルギーを得ることになります。

しかし、解糖系は作れるエネルギーが2ATPと効率が悪いため、あまりエネルギーが作れません。すぐにエネルギー切れを起こすため、急速に血糖値が上がる糖質を摂ってエネルギーを補おうとするのです。これが、疲れると甘いものが食べたくなる仕組みです。

いつも口臭でストレスフルの口臭患者さんの食生活を見ると、糖質過多であることが多く、ミネラルやビタミンが不足していることが多いのです。当院では、エネルギーを作るために必要なミネラルと、それを阻害する重金属がどれくらいあるかを、オリゴスキャンという測定器を使い、得られたデータから食生活指導に役立てています。

それほど、口臭患者さんはエネルギーが枯渇しているのです。

Column

食事がメンタルを整える「真田町の奇跡」

さて、この章の最後に「真田町の奇跡」というエピソードをご紹介します。口臭が消えた……という話ではありませんが、食事改善によって、子どもたちのメンタルが大きく回復した事例です。メンタルの回復は口臭を消すために大きな効果がありますから、きっと参考になると思います。

教育・食育アドバイザーの大塚貢先生が、1992年に校長として赴任した長野県真田町にある中学校は、いじめや非行が絶えず、生徒がバイクで学校の廊下を走り回り、窓ガラスを割るのが日常だったそうです。そして校内にはタバコの吸い殻が散乱していました。

そこで大塚先生がアンケートを取ると、朝食を取らない学生が37パーセントもおり、その中に問題のある子たちが多く含まれていたのです。朝食を抜くと空腹でイライラし、そのはけ口がいじめや非行につながると大塚先生は考えました。

そしてある時、朝礼中に非行少年たちが次々に倒れたことから、近所のコンビニで張り込みをしたそうです。すると、生徒たちがコンビニ弁当やファストフード、インスタント麺、菓子類、合成甘味料や合成着色料の入ったジュースなどをいつも食べたり、飲んだりしていることが分かりました。

そこで校長は給食を変えました。それまでの給食は週1回だけ米飯で、主食は揚げパンやソフト麺、ハンバーガーなどが大半、副食は肉がほとんどでした。それを週5日米飯にして、米や野菜・大豆等を無農薬や低農薬の地元産に、肉や魚も国内産の生産地が明確なものに切り換えたのです。

そして、それまで月に1～2回しか給食に出なかったみそ汁も回数を増やしました。それも季節の野菜や海藻がたっぷり入った、具だくさんのみそ汁です。

その結果、1年で学校からタバコの吸い殻が消え、2年目後半からは非行や犯罪が消えました。50人いた不登校児も2人に減り、生徒たちが進んで花に水をあげるようになったそうです。さらに昼休みになると図書館が満席になり、読売新聞の作文コンクールで文部大臣賞を受ける生徒も出てきました。

その後、大塚先生は真田町の教育長になり、町全体の授業改革・食の改善に取り組みました。その結果、真田町では10年以上にわたって非行や犯罪がゼロ、全国学力テストでは全国平均よりかなり高い成績を上げるようになったそうです（大塚貢・西村修・鈴木昭平共著『給食で死ぬ!!――いじめ・非行・暴力が給食を変えたらなくなり、優秀校になった長野・真田町の奇跡!!』コスモ21、2012年)。

1日1回の給食を変えることで、これほどの効果があったのです。ぜひ、あなたも朝食をしっかり食べるところから始めてみませんか?

第9章

笑顔が口臭を軽くする

跳べないノミが教えてくれる認知行動療法

認知行動療法とは、認知を変えて行動を変容させる、最も多くのエビデンスを持つ心理療法です。これを理解する上で役に立つ、次の寓話をご紹介します。

よく犬や猫の毛皮に住みついて血を吸うノミは、体長が2～3ミリしかないのに、1メートルほどの高さまで跳ぶことができます。しかし、そんなノミをコップに入れておくと、コップに阻まれコップの高さまでしか跳べないことを学習します（**図9－1**参照）。

するとそのノミは、コップを外しても、そのコップ以上の高さに跳ぶことができなくなります。これは「学習性無力感」と言われ、イヌを使った実験でも同様のことが証明されています。

つまり、人間を含む哺乳類でも起こる現象だということです。

こうして、高く跳ばなくなったノミを元のようにジャンプさせるには、どう

図９－１　ノミを跳べなくする「見えない天井」

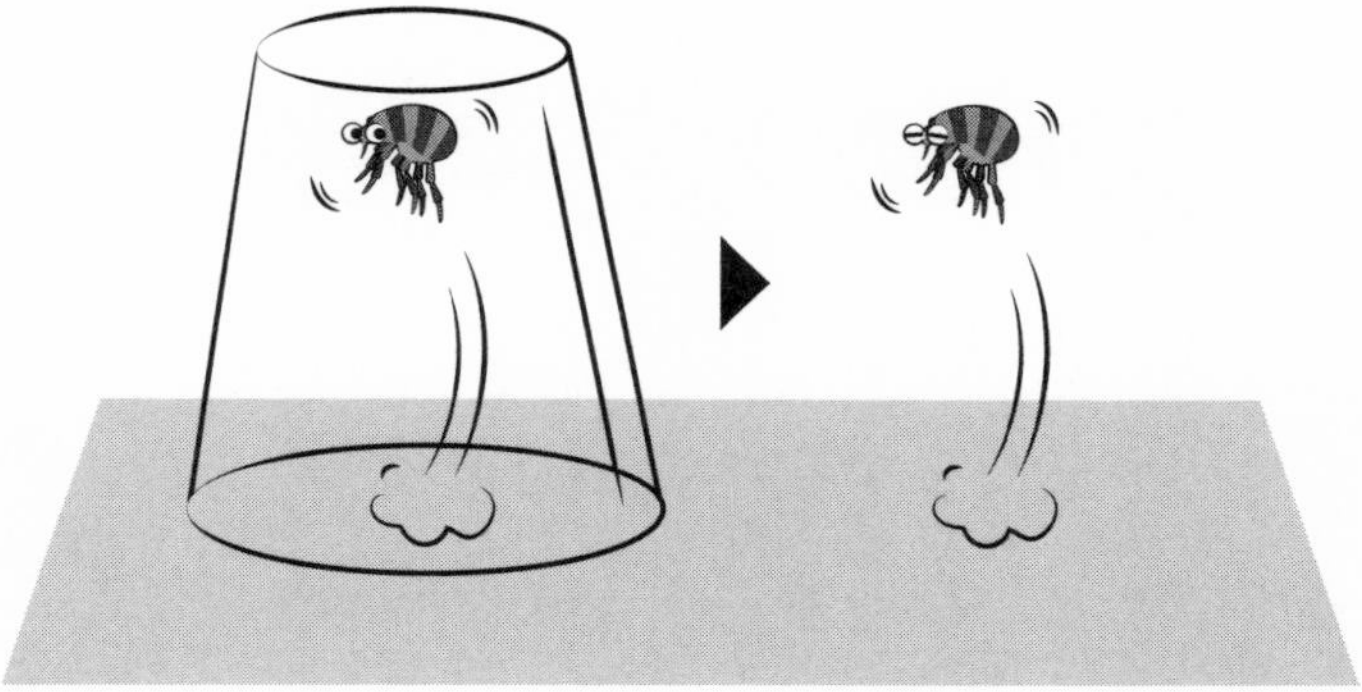

すればいいのでしょうか？　答えは「元気に跳ぶノミを見せること」です。ほかのノミが高くジャンプしているのを見せると、跳べなくなっていたノミは「自分も跳べるかも」と考え、実際に跳んでみます。その結果、コップの高さ以上に跳べることを知ります。それからは少しずつ高く跳べるようになり、最終的には元の高さまで跳べるようになるのです。

　このように他者の行動をまねることは、「モデリング」と呼ばれる学習方法の一つで、認知行動療法の考え方の基本となっています。

　先ほどの例で言うと、自分は高く跳べないという概念を学習したノミに、高く跳ぶノミを見せて「もしかして自分にもできるかも」と考え方を変化させるのが認知療法です。「跳んでみたら意外と高く跳べた」というのが行動療法にあたります。

口臭治療の場合は、患者さんのこれまでの経験（学習）を、新しい知識や考え方に触れてもらうことで上書きします。「自分にはできない」「〇〇は事実だ」を、「自分にもできるかも」「〇〇は事実ではないかもしれない」へ書き換えるのです。同時に、実際の行動を通して少しずつ新しい成功体験を積み、思い込みから解放していきます。

心理的な原因による口臭患者さんは、客観的には口臭はない場合がほとんどです。しかし、患者さん自身は「私はいつも口臭がある！」と思い込んでいます。この認知を「口臭は、ある時もない時もある」というように、少しずつ書き換えていくのです。

同時に、口臭が出る仕組みと、口臭を減らすための方法を学び、それを実践することで、少しずつ口臭が出なくなる（気にならなくなる）成功体験を積んでいきます。

こうした積み重ねが、短期間で無臭化を達成していくのです。

「認知の歪み」と口臭の関係

口臭外来の患者さんの多くは、「いつも」「ひどい」口臭がすると思い込み、悩まれています。しかし、実際に測定機器などで検査すると、口臭がするのは1日のうちのごく一部の時間であったり、口臭はそれほど強いものではないことがほとんどです。

これを「認知の歪み」と呼びます。認知とは物事の受け止め方であり、それが歪んでいるとは、実際に起きていることと本人の受け取り方が大きく異なるために、本人に害をもたらしている状態です。

そして、認知の歪みと口臭の関係を表したのが、次の図です（図9－2参照）。

まず口臭という出来事（自分で口臭を感じた、人に口臭うよと言われたなど）が起

図9-2　口臭と認知の流れ

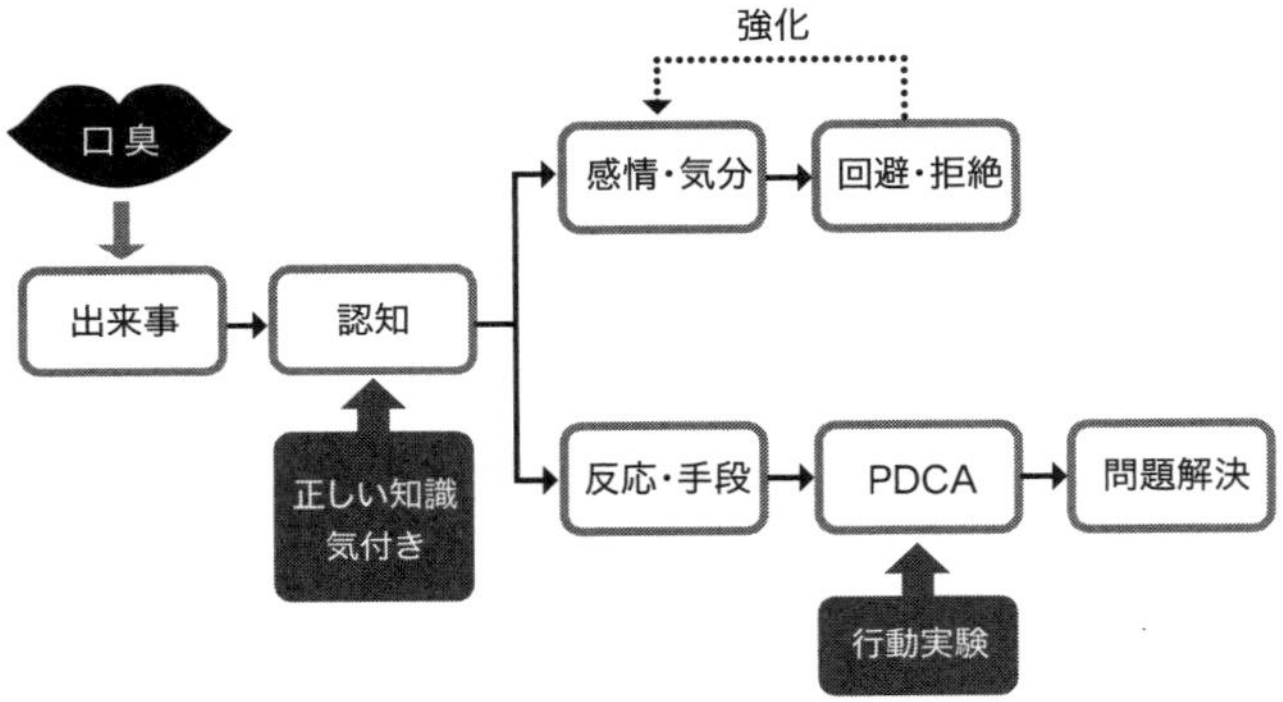

著者作成

こると、人はそれを認知して「私の口臭のせいで申し訳ない」「口臭が出るなんて自分はなんてダメな人間なのだ」「口臭なんてどうしようもない」といった受け止め方をします。すると、具体的な対策をとることができません。

ひたすらクヨクヨと悩み、感情・気分が落ち込んでいきます。そんな現実を受け止められず、回避・拒絶しようとするでしょう。自分を責め続けて、精神を病んでしまうかもしれません。まさに認知の歪みで精神状態を悪化させてしまうのです。

一方、口臭という出来事が起きた時、それを「私の行動が悪かったから口臭が出た」「口臭は出たり出なかったりするもの」

という受け止め方をすれば、状況を改善する方向に意識が向きます。さまざまな対策を試すことで行動を増やし、最終的に口臭を消すことができるのです。

この2つの認知（出来事の受け止め方）の分かれ目が、正しい知識を持つことと、実際に起きていることに気づくことです。まず、口臭について正しい知識を持っていれば、口臭の原因となる行動に思い当たります。

そして、「いつも口臭が出ているわけではなく、特定の行動のあとに出ている」「生理的口臭は1日の生活サイクルによって出るため、口臭が出る時間帯もあれば、出ない時間帯もある」ということに気づけば、それに応じた対策が取れるようになります。

私のところの口臭外来では、この認知の歪みを取り除き、望ましい結果（口臭を消す）に結びつけています。そのために、人の鼻による官能検査や口臭のガス計測機器で口臭を測定して、口臭が実際には出たり出なかったりすることを知っていただき、医学的な知識の提供や心理的なカウンセリングで、口臭に対する受け止め方・考え方を変えていただいているのです。

参考までに、認知の歪みのパターンをご紹介しましょう。これらのパターン

図9－3　認知の歪みのパターン

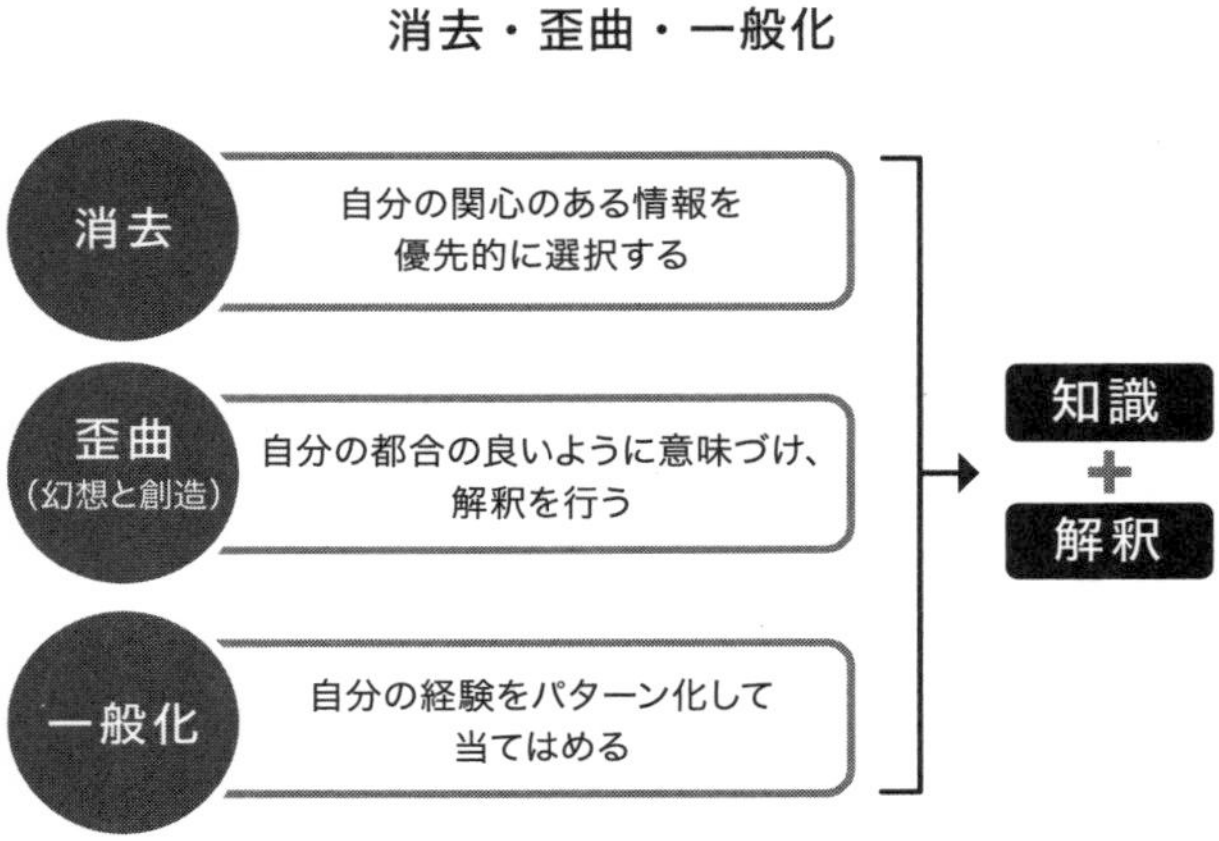
消去・歪曲・一般化
消去
自分の関心のある情報を
優先的に選択する
歪曲
（幻想と創造）
自分の都合の良いように意味づけ、
解釈を行う
一般化
自分の経験をパターン化して
当てはめる
知識
解釈

著者作成

は、口臭外来の患者さんによく見られます（図9－3参照）。

例えば、「消去」という、自分の関心のある情報を優先的に選択するパターン。これは、口臭の原因を特定のものだと思い込むことです。

実際の口臭は、さまざまな原因が複雑に絡み合って出るものですが、「自分の口臭は舌が汚れているからだ！」「自分の口臭は治しようがないのだ！」と特定の原因にこだわり、その他の口臭を消すための対策を聞き入れない、実践しないというタイプの患者さんです。

また「歪曲」という、事実を自分の

都合の良いように意味づけ、解釈を行うパターン。口臭はタイミングによって出ないこともあるのを認めず、検査で口臭が出ると、「ほら口臭があった！」と喜んでしまうタイプです。こういう人は、本当に口臭を消したいのかな……と思ってしまいます（笑）。

最後の「一般化」は、自分の経験をどんなことにも当てはめるパターンです。この経験には、本人がインターネットで見た怪しげな情報も含まれており、「ネットにこう書いてあった！　だから自分の場合もこうに違いない！」と、口臭の原因や対策について、私の言うことを聞いてくれないタイプです（涙）。

これらの認知の歪みは、メンタルの落ち込みが背景にあることが多いので、生活習慣や食事の改善が進むことにより、少しずつ認知の歪みも改善していきます。

自分に優しくしよう

私たちは、たいてい自分自身に厳しく当たります。他人より優れていなければ自分を認めず、劣っていると感じたら落伍者のレッテルを貼って、それ以外のことで認められようとします。

この「自分に厳しいこと」と「結果に厳しいこと」は違います。自分に厳しい人はささいな出来事を大惨事のように語り、自分を責め、恥の感情に浸り、「私には価値がない」と自分に言い聞かせ、さらにひどい言葉をぶつけます。そうやって挑戦や成長から自分を遠ざけるのです。

なぜなら、次に結果が出なかった時、自分への期待を裏切ることになり、立ち直れなくなるからです。結果にこだわることとは、まったく次元が違うのです。「結果にこだわる」とは、手段や努力を突き詰めることです。諦めなければ夢は叶うというのは、手段と努力を突き詰め続けることを言うのです。

自己評価は、甘くてかまいません。それがモチベーションとなり、努力し続けることができるのなら、それにこしたことはないからです。確固たる意志や確信なんていりません。「なれたらいいな」と言葉にして言い続ければ、いつか叶うように人は行動するのですから。

3D（でも、だって、どうせ）が歪みを強くする

Dとは、「でも」「だって」「どうせ」という3つの口癖です。「でも」「だって」には他人への言い訳が、「どうせ」には自分への言い訳が続きます。もし、この3Dの言葉が出やすくなったと感じるなら、原因は慢性疲労かもしれません。人に意見されたり、忠告を受けたりすると、私たちは無意識にそれを誹謗中傷かアドバイスかを判断します。そこには自分なりの基準があり、「許せる」「グレーゾーン」「許せない」のどれかに当てはめて反応を決めているのです。

9

反論や言い訳は、怒りの反応です。つまり「許せない」と判断しているということです。

怒りのコントロールは、「許せない」の基準を下げ、グレーゾーンを広げることから始めます。怒りは多くのエネルギーを使い、精神的に自分を追い詰める行為です。

「分かってくれない」
「自分は悪くない」
「責任を取りたくない」

そんな声にならない思いが、怒りを生み出し、態度に出るのです。

反論できる場合は、まだエネルギーがあります。電球が切れる前にパッと明るくなるように、エネルギー切れ前には怒りやすくなり、ついにはエネルギーが切れて「どうせ自分なんて」と言い始めるのです。

こうなると要注意です。エネルギーが足りないので「朝起きられない」「思ったように身体が動かない」「やる気が出ない」ということになり、胃腸も弱るため食事もご飯ではなくお菓子やジュースで取ろうとします。

そうやってうつになったり、引きこもることになります。これが慢性疲労の恐ろしさです。ストレスに抵抗するコルチゾールという頑張りホルモンが上手に働かないために、血糖値がうまくコントロールできず、神経伝達物質の転換不全などを引き起こしている状態です。

この流れを断ち切るには、エネルギーを補給することです。ただ食べてもエネルギーを作れる身体ではないので、すぐにエネルギーになるものを摂ることです。エネルギーになりやすいのは糖質ですが、お菓子やジュースは糖が多く、ビタミンB群を急激に消費するため、逆にエネルギーを作れなくなります。

ちなみに、ビタミンB群が不足してエネルギーが作れず発症する病気が「脚《かっ》気《け》」です。脚気は四肢のむくみ、全身倦怠、食欲不振、末梢神経や中枢神経が冒され、足元がおぼつかなくなったり、心不全を起こして死に至ることもある病気です。

このように、エネルギーを作るには、ビタミンやミネラルが欠かせないのです。「でも、だって、どうせ」が出てきたら、エネルギー不足のサインであり、腸内環境が悪化している可能性が高いと言えます。エネルギーを回すためのサプリ（ＶＢ群、ＣｏＱ10など）を摂り、腸内環境を悪化させるような飲食物を控え、食物繊維を多く取るようにすると、精神的な落ち込みを防ぐことができます。

自分を苦しめる「べき思考」

感情には「喜・怒・哀・楽」とありますが、その中でも最も強い感情が「怒り」です。「こんなことでキレてしまうなんて」「怒りに任せて言わなくてもいいことを言ってしまった」「どうしても許せなかった」などといった思いや後悔をしたことはありませんか？

この怒りという感情は、何か大きな力に抗う原動力となる反面、人生を壊してしまうほどの威力を持つ、いわば諸刃の剣なのです。怒りの原因は、認知というフィルターです。このフィルターに引っかかりやすい人（＝怒りっぽい人）と、引っかかりにくい人（＝怒りにくい人）がいます。

引っかかりやすい人は、もしかしたら認知が歪んでいるかもしれません。これをバイアスと言ったりします。このバイアスにはいろいろとあるのですが、怒りと関連が深いのが「べき思考」です。

人は自分の中にルールを持っており、それを基準に行動や結果を判断しています。例えば、「社会人の行動はこうあるべきだ」「時間は絶対に守るべきだ」「ルールを守るべきだ」などです。

煽り運転が毎日のように報道されてもなくならないのは、「ドライバーはこういう運転をするべきだ」というバイアスに引っかかったが故に、許せないという怒りが湧き、報復行動に出るからです。他人から見れば「そんなことで怒らなくても」と思うのですが、怒りが込み上げて、爆発したら止めることはできません。

多くの「べき思考」は、程度の問題です。常に完璧を目指すことは素晴らしいことだと思います。ただ、完璧でなかった時に生じる怒りを、自分や他人に向けることが問題なのです。必要以上にプレッシャーをかけ、自らを追い詰めてしまったり、自分の価値基準を他人にも押し付けてしまい、関係性を悪化させたりするからです。

改善するには、許せないと許せるとの間にある「ギリギリ許せる」範囲を広げることです。例えば、どのくらいの遅刻なら相手を許せますか？　3分？　10分？　30分？　人それぞれですが、もし1秒たりとも遅刻が許せないなら、まずは3分まで広げてみることです。もしムカッと来た時は、その怒りが最大の怒りを10とすればいくつぐらいなのか考えてみましょう。その数字がギリギリ許せるなら、放っておくこともできるはずです。

「べき思考」を他人に及ぼさない工夫として、「間を抜く」という方法があります。「あの人のやっていることは間違っている」「あの人の考えることは間違っている」という考えが、争いの原因であるというわけです。そうであれば、「間抜け」にすれば見え方が変わります。「あの人のやっていることは私と違っている」「あの人の考え方は私と違っている」……このように私を間抜けにすれば、怒りは収まるというわけです。

この「間」とは、一種の隔たりです。間を抜くことで、逆に人は一歩近づけるのかもしれませんね。

不安を手放していく

嫌な思いをしたことを忘れられない。苦しく悲しい経験が頭から離れない。ことあるごとに思い出す怒り。そんな思いの一つや二つ、誰でも抱えているものです。また同じような状況になったら、それを避けるか拒絶するのではないでしょうか。その根底にある感情は、「不安」です。

人間の欲求はマズローによると、次の5段階のピラミッドのように構成されていると言われています。

①「生理的欲求」

9

②「安全の欲求」
③「社会的欲求」
④「承認欲求」
⑤「自己実現の欲求」

この5つの階層のうち、不安は安全欲求が満たされない時に起こる感情です。より本能的な欲求に近いため、意思や考え方では勝てないのです。つまり、不安をなくすことはできません。

ですが、不安の原因と向き合うことで手放すことはできます。不安は自己防御ですから、自分を守る力です。敵が正体不明のままなら、不安という自己防衛を解くことはできません。

しかし、敵の正体が分かり、その脅威が大したことでなければ、自ずと不安は小さくなります。不安を手放すということは、自分の鎧を外すことです。その鎧は「人に軽く見られたくない」「誰にでも好かれる自分でありたい」「褒められたい」「認めてほしい」といった自尊心の低さの表れです。

敵を知り、評価することで不安が小さくなるのは、自尊心が低くても乗り越えられる確証が得られるからです。ですが、それは不安を手放すことではありません。本当に不安を手放すには、虚勢を捨て自分らしく生きると決めることです。

人は人、自分は自分。責任を持って自分の人生を決めていくことです。

自分を責めない3つの質問

「色眼鏡で見られた」なんて言い回しをすることがあります。「色眼鏡」の意味は、「先入観などのせいで偏っている物の見方・偏見」です。

これは、人だけに限らず出来事でも起こっています。例えば、ある失敗をした時、あなたはどう考えるでしょうか？「やっちまった。次はがんばろう」でしょうか？　それとも「やっちまった。何て自分はダメなヤツなんだ」でしょ

9

うか？

前者は「反省」で、後者は「後悔」と見ることができます。この色眼鏡を「自動思考」と言います。自動思考は、出来事や人を判断する時に役立つ後天的に備わる能力です。

我々は常に判断を迫られます。

初対面や初めての事象に直面した時、自動思考が働くことで危機的状況を避けたり、上手に対応できたりすることができるのです。いわば過去の経験が、自分なりのマニュアルとなっているようなものです。

これが過去からの学びということなのですが、その学びによる自動思考が人生に影を落とすことにもなるのです。先ほどの反省は前向きな自動思考とすれば、後悔は後ろ向きな自動思考と言えます。

後ろ向きの自動思考を変えることは容易くはありませんが、できないわけではありません。まずは認知の歪みに気づくことです。これは自動思考に「本当にそうか？」と疑うことです。自動思考が強い人ほど、もう一人の自分が強力な言葉を投げかけてきます。

「こんな失敗をしてどうするんだ」

「なんてダメな奴だ」

「不完全過ぎる。こんなことでは恥ずかしくて外を歩けない」


そうやって自分の行動を戒め、何かあるごとにその思いが込み上げて強化していきます。思考と感情を強力に結び付け、極端な行動に走らせます。このようなやりとりを内部対話とか内省と言います。この内部対話で人は思考を歪めるため、それを修正するには問いかけることが大切です。


「本当にそうなのか?」

「世界中の人が同じ考え方なのか?」

「100パーセントではないなら、他の可能性があるのではないか?」


そんな問いかけをすることができたら、認知の歪みが見え始めますよ。

あなたの色眼鏡は何色？

先ほどの先入観や偏見を持って物事や人を見てしまうことを、心理学では「認知の歪み」と言います。ここで、その認知の歪みを理解する上で、分かりやすいアルバートエリスの論理療法（ABC理論）を用いて説明いたします。

この論理療法が、アーロンベックの認知療法に統合され、さらに行動療法も統合されたものが認知行動療法です。認知行動療法では、先ほどの信念・考え方（認知の枠組み）を「ビリーフ（思い込み）」とか「スキーマ」と呼びます。

出来事は誰にとっても同じなのに、結果が異なることはよくあります。AさんとBさん、どちらも口臭があったのに、数カ月後にAさんだけ口臭が消えたというような結果の違いです。

これは出来事を解釈する「信念・考え方」の違いが、結果を変えています。

Aさんは口臭があると言われた時、「自分のケアの方法が間違っているかもしれない」と思いました。だから、正しいケアの方法を調べて実践してみようという行動を取れたわけです。

一方、Bさんは口臭があると言われた時、「口臭で人に迷惑をかけてはならない」「きっと口臭で嫌われる」「私はダメな人間だ」「口臭なんて耐えられない」という信念・考え方で受け止めました。その結果、落ち込んでしまって何も行動できなかったのです。

認知行動療法（Cognitive Behavior Therapy）はCBTとも呼ばれ、ネガティヴに凝り固まった考えや行動を、柔らかくときほぐし、自由に考えたり行動したりする手助けするための「心理療法」です。もともとは、アーロン・ベックが考えた認知療法に、エリスの論理療法や、スキナーやウォルピらの行動療法を統合したものです。

「心理療法」として、多くの効果研究によって明確に効果が認められた「根拠に基づく実践」です。

認知行動療法では、ストレスを感じた具体的な出来事を取り上げて、その

9

出来事が起きた時に、「頭の中に浮かぶ考え（認知）」、「感じる気持ち（感情）」、「体の反応（身体）」、「振る舞い（行動）」という4つの人間の反応と環境の関係に注目します。

なぜなら、環境と人間の相互環境が、問題を悪化させていると考えているからです。

例えば、考え込んで挨拶できないという人間が、職場という環境で無視されたり不快な顔をされたら、さらに挨拶できなくなり、孤立するとなりますね。これが「人間は環境の動物」と言われる所以です。

認知行動療法では、この4つの反応の中でも、自分の意志でコントロールしやすい「認知」と「行動」においてアプローチしていきます。「認知」や「行動」の幅を広げたり、変えていったりすることで、気分や身体を楽にして、ストレスとうまく付き合っていけるようになることを目指していくのです。

認知では、出来事に対する考えを見直したり、考えの幅を広げたりすることで、気分を楽にする「認知的戦略」という技法が使われます。

行動面では、生活リズムを整えたり、喜びや達成感がある活動を増やしたりして、物事への回避や先延ばしを減らす「行動活性化」の技法が使われます。

具体的に、認知行動療法を見ていきましょう。

人間の反応には「感情」「認知」「身体」「行動」の4つがあると述べました。

例えば、口臭が気になって、電車に乗れないという人がいたとしたら……。

通勤電車では、人との距離が近い状態を、一定の時間を拘束されて、緊張や不安が現れるとします（感情）。「人に口臭で迷惑をかけていないだろうか？」「隣の人に白い目で見られたらどうしよう」「口臭いから離れてくれる？　と言われたら」といった思いが浮かびます（認知）。当然、緊張状態となり、動悸や冷や汗、手足の震えなどが身体反応として現れ（身体）、その結果、電車に乗りたいけど足がすくんで乗れない（行動）となります。

会社や家族は、欠勤や遅刻が続き心配したり、「たかが口臭くらいで」と白い目で見られたりして、余計に電車に乗れないという状況になってしまいます。

このように、問題を抱えた人は、どのような環境に置かれていて、どのような悪循環を抱えているかを見つけ出すことが、認知行動療法の実践において非常に重要な役割を果たします。

「人間がなぜ、どうして、その行動をするのか？」を刺激－反応－結果の三項随伴性という3つの枠組みで行動を捉え整理すると、人間はこの反応の部分が人によって違うために、結果が大きく異なることが分かります（図9－4参照）。

この部分が歪んでいるからお困り行動を起こすと考えたのが、アルバート・エリスです。そして、認知の歪みは、幼少期からの経験に基づいたフィルターを通して、思考が自動的に選択される二層構造になっているとしたのが、アーロンベッグでした。

考え方が似ているため、認知療法として統合され、さらに行動療法にも共通していることが多かったことから、さらに取り込まれて認知行動療法はできています。

ただ「あなたの考えは歪んでいる」と言われたら、あなたはどう思うでしょうか？　素直に「そうですね」と感じる人はほとんどいないでしょう。むしろ、「何を決めつけているのだ」と反感を買うのがオチです。

それほど、認知の歪みは自然で慣れ親しんだ信念であり、自覚しづらいので

図９－４　三項随伴性の刺激反応の模式図

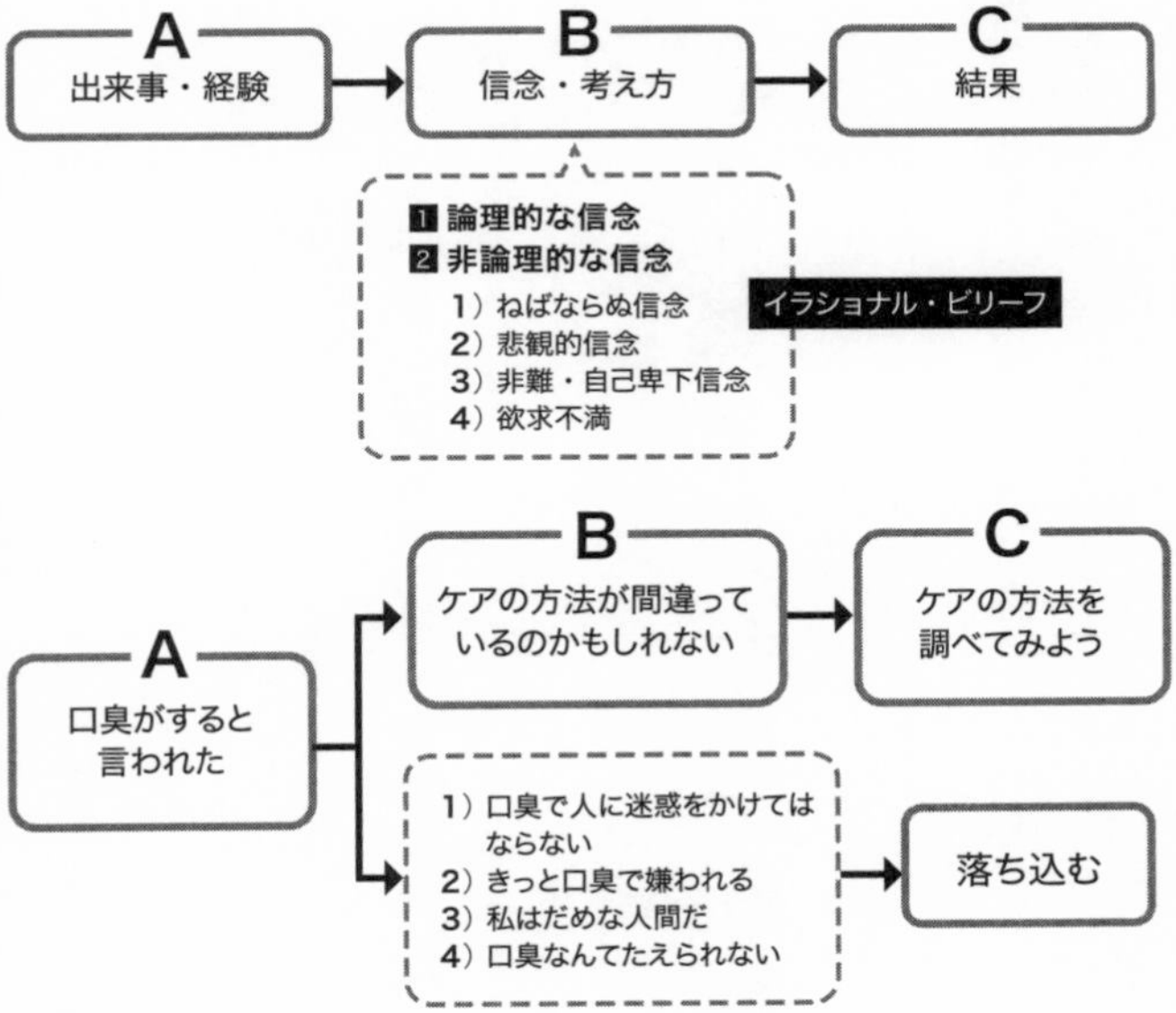

著者作成

9

す。認知の歪みには、次のような傾向があります。

・白黒思考
・過度の一般化
・拡大解釈＆過小評価
・自己関連づけ（個人化）・選択的注目
・恣意的推論

①白黒思考　物事をすべて白か黒で極端に分けようとする考え方
例「すべてが完璧にできないなんて私はダメな人間だ」

②過度の一般化　1つ失敗しただけで、自分はいつも失敗ばかりしていると考えてしまう。
例「私はいつもミスばかりしている」と考える。

③拡大解釈&過小評価　自身の短所や失敗を拡大解釈する一方で、自身の長所や成功は過小評価してしまう考え方

例 若い時の仕事の失敗を過大評価し、「自分の仕事はうまくいっていない」というように自分の業績のすべてを過小評価する。

④自己関連付け　自分に関係のないネガティブな出来事を自分に関連付けて考える。

例「もし私がタバコをやめるように忠告しておけば、彼は心臓発作で死ぬことはなかったのに」

⑤選択的注目　最も明らかなものには目もくれず、些細なネガティブなことだけを重視する。

例 自分で口臭に気づいた時、「私はいつも口臭で人に迷惑をかけている」と結論づける。

9

⑥恣意的推論　証拠もないのにネガティブな結論を引き出すこと。

例　友達が鼻をこすっただけで、「私は口臭がしている」と推理する。

この6つのタイプ分けを、口臭に悩む患者さんでよくあるビリーフに当てはめると、次のようになります。あなたもこんなビリーフを持っていませんか？

- 口臭は諸悪の根源（過度の一般化）
- 人がヒソヒソと私の口臭について話している（自己関連付け）
- 電車などで座ると隣の人が席を立つ（選択的注目）
- 口臭がない人は優れていると感じる（拡大解釈&過小評価）
- いつも私は口臭がしている（過度の一般化）
- 空気清浄機が自分が近づくと赤ランプになる（選択的注目）
- 人が避けるのは私の口臭が強いからだ（恣意的推論）

表9－1　ビリーフのリフレーミング例

ビリーフ		リフレーミング
いつも臭っている	➡	臭う時もある
人に迷惑をかけている	➡	人に助けてもらっている
人に陰口をたたかれている	➡	人の印象に残っている
申し訳ない	➡	ありがとう

・無臭化は私の問題をすべて解決してくれる（白黒思考）
・人が鼻に手を置くのは私の口臭のせいだ（恣意的推論）
・口臭があるなんて自分が不完全だからだ（白黒思考）

もう一つ、ビリーフをなくしたり、緩めたり、薄めたりする方法として、「リフレーミング」という方法もあります。絵画の額縁（フレーム）を変えると、まるでその絵が別物に見えるように、物事の枠組みを変えることで、意味を変える手法です。意味を変えると、そのあとの行動も変わってきます（**表9－1**参照）。

「モノは言いよう」という考え方ですね。ぜひ、気軽にチャレンジしてみてください！

信じているものが枷になることもある

信じているものがあるから、情熱を傾けられる。また、没頭したり、やる気が起きる。この信じているものを「ビリーフ」と言うことは、本章の「あなたの色眼鏡は何色？」の項ですでに述べましたね。

ビリーフとは、あなたが持っている思い込みや正しいと信じている考え方のことです。ビリーフはダイレクトに思考、感情、行動を生み出すため、プラスのビリーフを持てばどんな困難もはねのけ、やり遂げる原動力となります。

マイナスのビリーフを持つと、あなたが望んでいる結果を妨げ、力を奪い、マイナスの言動を引き起こす厄介なものとなります。

例えば、良い結果、他者からの肯定など、同じプラスの結果を手にしても、ビリーフがプラスかマイナスかで、捉え方が変わります。プラスのビリーフを持っていれば、「私はできる」「行動していれば結果は出る」と考えます。

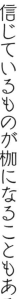

しかしマイナスのビリーフを持っている場合、極端な例を挙げれば、「まぐれだ」「次は上手く行かない」「バカにされている」など、周囲の人から見て信じられないくらい、マイナスに捉えてしまうこともあります。

「すべてのビリーフには存在する肯定的な目的（理由）がある」と言います。マイナスには、マイナスのビリーフがあるメリットがあるということです。例えば「私はダメな人間だ。何もできない」というビリーフを持っていたとして、一見救いようがないビリーフですが、自分に期待しないことで傷つくことから自分を守れるとも言えるのです。

「そんなことないよ」と言ってもらうことで、少ない自尊心を若干回復することにもなるでしょう。ですから、ビリーフは根強く自分の心に張り付いて離れないのです。これをプラスに変換する方法が、「ビリーフチェンジ」です。

そもそも、マイナスのビリーフを持っている人は疑いやすいので、既存のビリーフを疑うことで、緩めることができます。そしてビリーフを望ましいものに上書きします。人は、成功するためのリソース（資源）を持っているのですから。

行動を活性化？

気分が沈んだ時や何をするにもしんどい時は、誰にでもあります。慢性疲労で、心にも身体にもエネルギーが足りていない時は、無理せず休養することも大事ですよね。

ただ十分な休養を取り、動けるようになったら軽いウォーキングやストレッチ、ヨガなどを行いましょう。そのまま家に閉じこもってゲームやネット三昧でいると、何もかもが面倒になり、気分がもっと落ち込むからです。気分を楽にするには、認知とともに行動も変えることが重要です。

認知療法が、認知を変えて行動を変容する「内から外」への働きかけに対して、行動活性は「外から内」への働きかけと言えます。行動活性化とは、気分が落ち込んで塞ぎ込んでいても、あえて楽しめる活動や充実感や達成感をもたらす活動を勧めるものです。

今までと違う行動は新たな認知の起点にもなります。ですから、小さなことでいいのです。

・通勤の道を、毎日少し違うルートで歩いてみる
・外食なら、普段食べない料理を注文してみる
・行ったことのないお店に入ってみる
・普段、自分が着ないような服を着て出かけてみる
・毎日、空を見上げてどんな色をしているかを言葉に出してみる

などなど、何でも良いのです。

外界には、波風が立つことに溢れています。その波風に、あえて打たれることで気分が変わり、認知の歪みも緩めることができるのです。

口臭治療でも認知療法だけでなく、行動として多くの宿題が出ます。それは口臭ケアや口腔のトレーニングを行い、日々の記録をつけるというものです。

もちろん、口臭をなくすために必要不可欠な行動ですが、毎日行動して、1

9

か月無臭化を続け、達成感や自信がついていくことで認知の歪みや生きづらさの改善につなげる狙いもあるのです。

「人は心の持ち方を変えるだけで人生をも変えることができる存在だ」と、アメリカの心理学者であるウィリアム・ジェームスは言っています。

人生は、あなたが思うほど長くはありません。口臭ごときに、自分らしく生きる時間を横取りされている場合ではありません。

すぐにでも改善して、自分らしく生きることが大事ですね。

Column

「どう見られるか」より「どう魅せるか」

心理学者のユングによると、人間は外向性と内向性に分かれるとされています。そして、これは統計による検証によっても証明されています。

通称ビッグ5と呼ばれるものの一つですが、「人とのコミュニケーションが好きで顔の広い人」と「コミュニケーションが苦手で内にこもる人」の2通りで分かれるということです。

しかし、社会では人とのコミュニケーションが必須です。ですから、内向性の人には辛いかもしれません。

人間の悩みは、99パーセントが人間関係であるとアドラーも言っているくらいです。ですからコミュニケーションを楽に取れる方法を模索し、さまざまなメソッドができました。その一つが「第一印象を良くすること」です。

人間は対人関係において、本能的に自分に害がないかを見ます。「怪しい」とか「何となく嫌な感じ」と思われたら、第一印象で失敗したことになります。

メラビアンの法則では、言語情報はわずか7パーセント、それ以外、つまり93パーセントは、見た目や態度で情報を受け取っているということになります。そして、その印象操作は意外と簡単です。柔和な表情で背筋を伸ばすだけです。さらに服装を変えるだけでも効果は上がります。

マスク社会では効果が半減してしまった「歯を白くする」というのも、第一印象をずば抜けて上げることができます。そんな簡単なことさえしないということは、自分本位だからです。

もうお分かりでしょうか？　容姿や才能ではなく、自分がどう見られたいかが印象に表れるということなのです。

つまり、見た目で損をしている人は、人に関心がないのです。相手を見ていないコミュニケーションは、ただの挨拶です。知り合いであることさえ、分かってもらえません。

「40歳を過ぎたら自分の顔に責任を持ちなさい」と、アメリカ大統領のリンカーンは言いました。これは、「その人の考え方や性格は表情を見れば分かる」と言っているのです。

コミュニケーションは、自分をどう表現するかで決まるのです。

あとがき

ここまでお読みいただき、大変ありがとうございました。
改めて、口臭に悩むあなたにお伝えしたいことは次の3つです。

・口臭は多かれ少なかれ、誰にでもある
・1日の体調の変化でも、出たり出なかったりする
・いつも口臭がしているというのは、思い込みである（病的口臭を除く）

この本を読むことで、あなたはどういう時に口臭が出て、どういうことをすると口臭が出なくなるのかを知ることができました。あとはそれらを実践することで、口臭をコントロールできるようになることが目標になるでしょう。

口臭については、気にし過ぎない健全なメンタルを作ることも大切です。そ

のためには太陽を浴び、軽い運動をして、背筋を伸ばすことがお勧めです。

最後に脅かすようで恐縮ですが、臭いは脳の原始的な部分である扁桃体に直接届くため、本能を直撃する刺激です。だから、そこで感じた不快感は、他の要素ではカバーしきれません。かつての人間にとって、不快な臭いは危険が迫っているというシグナルでしたから、どうしても嫌われてしまうのです。

だからこそ、より多くの人に口臭のことを知ってもらい、口臭の悩みから解放された理想通りの人生を送っていただきたいと思い、この本を書きました。

あなたが誰の前でも大きく口を開き、輝くような笑みを浮かべられる日が来ることを、心から願っています。


本書の終わりにあたり、本書を監修いただきました日本口臭学会常任理事（当時）、医療法人慈恵会ほんだ歯科の本田俊一先生、ならびに臨床分子栄養医学研究会代表、宮澤賢史先生に心より感謝の意を述べます。

本書の制作にあたっては、企画段階から東大阪の「ほんだ歯科」にてお打ち合わせのお時間を頂戴し、何度も原稿のチェックやアドバイスをいただきました。

本当に感謝の気持ちでいっぱいです。

そんななか、間もなく本書が仕上がるというその矢先に、先生がご逝去されたとの連絡を受け取りました。ものすごくショックでした。

先生には本当にいろいろなことを教えていただきました。同時に、まだ教えていただきたいことも、たくさんありました。

天国の先生が安心して笑顔で応援してくださるように、今後も先生のメソッドを用いて、ともに学んだ仲間とともに口臭治療に邁進する所存です。

本当に、ありがとうございました。

櫻井直樹

2024年1月

著者プロフィール

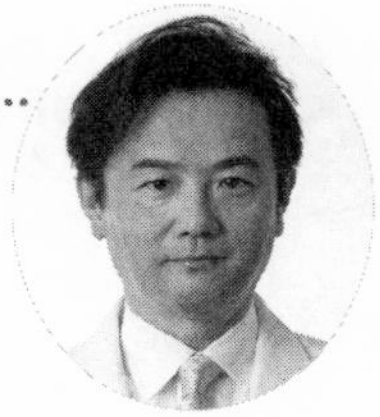

櫻井直樹（さくらい なおき）

1967年、神奈川県相模原市生まれ。

1991年、日本歯科大学新潟歯学部卒業。

歯科医師、医療法人社団桜樹会　さくら歯科クリニックあおば　理事長。


2007年、横浜市青葉区で「藤が丘駅前さくら歯科クリニック」を開業。来院する患者さんの中に口臭に悩む患者さんが多いことを実感し、治療を試みるが、十分な治療ができなかったことから、我が国の口臭治療第一人者である本田俊一先生に師事し、2008年に口臭外来を立ち上げる。

2015年、青葉台に移転すると同時に、医院名も「さくら歯科クリニックあおば」に改称する。

歯科医師として小児から高齢者まで幅広い臨床経験を持ち、30年で20万人以上の治療と指導に関わる。

また口臭外来では、口臭に悩む患者さんに行うカウンセリングが評判を呼び、来院者数は1000人を超えている。

ほんだ式口臭治療認定歯科医院（Excellent Breath Alliance Clinics、略してEBAC、旧名称：ほんだ式口臭治療提携クリニックの会）
日本口臭学会会員、歯科医師臨床研修指導医、臨床分子栄養医学研究会認定指導医、国際顎頭蓋機能学会FELLOW、日本顎咬合学会認定医。
日本心理学会認定心理士、キャリアコンサルタント、NLPトレーナー。

編集協力　関　和幸
組　版　本庄由香里
イラスト　足立　恭子
装　幀　㈱クリエイティブ・コンセプト

口臭専門外来歯科医師が教える口臭とサヨナラする本
口臭を気にする女、気にしない男

2024年3月20日　第1刷発行
2024年3月25日　第2刷発行

著　者　櫻井直樹
監　修　本田俊一
宮澤賢史
発行人　上村雅代
発行所　株式会社英智舎
〒160-0022
東京都新宿区新宿2丁目12番13号2階
電話 03 (6303) 1641　FAX 03 (6303) 1643
ホームページ https://eichisha.co.jp
発売元　星雲社（共同出版社・流通責任出版社）
印刷・製本　株式会社シナノパブリッシングプレス

在庫、落丁・乱丁については下記までご連絡ください。
03 (6303) 1641（英智舎代表）

本書の無断転載、複製、複写、翻訳を禁じます。
本書を代行業者等の第三者に依頼してスキャンやデジタル化することは、
たとえ個人や家庭内の利用であっても、著作権法上、認められておりません。
複写等をご希望の場合には、あらかじめ小社までご連絡ください。

ISBN 978-4-434-33551-8　C0047　130 × 188
© Naoki Sakurai, 2024